COLECCIÓN CUERPO SANO

MASAJE PARA BEBÉS

Bienestar y equilibrio para su hijo

Por

Barbara Ahr

2ª Edición

iUniverse, Inc.

San Jose New York Lincoln Shanghai

Masaje para bebés
Bienestar y equilibrio para su hijo

Published by iUniverse, Inc.

For information address:
iUniverse, Inc.
5220 S. 16th St., Suite 200
Lincoln, NE 68512
www.iuniverse.com

Originally published by Editiorial Paidotribo

ISBN: 0-595-20745-6

Printed in the United States of America

ÍNDICE

RESPECTO A ESTE LIBRO

El masaje para bebés es conocido entre nosotros también gracias al médico francés Frederick Leboyer. En su libro *Las manos suaves* presenta el masaje tradicional indio, más conocido como técnica de movimientos[1] instrucciones de manipulación. **Son palabras tiernas que la madre articula con el cuerpo de su hijo.**

Para casi todos los padres es muy natural friccionar al bebé después del baño, jugar con él.

En este punto quisiera poner el acento en que este proceder instintivo de una madre o un padre afectuosos es el que yo prefiero. Sin idea de perfección, calientan las manos o los piececitos fríos del bebé, masajean su vientre cuando sufre un cólico o acarician su cara. Pero actualmente los padres buscan cada vez más indicaciones; por ello me complace poder ofrecer al lector en los próximos capítulos pequeñas ayudas adicionales.

En este libro encontrará una combinación de las técnicas de masaje indias, suecas y clásicas. Naturalmente, he añadido muchas ideas propias. Para plasmar mejor los ejercicios he elegido conceptos gráficos. Al final del libro encontrará un resumen ge-

---

[1] NOTA DEL TRADUCTOR: la traducción literal del término empleado por el autor, "Grifftechnik", sería: "Técnica de coger". Lo he traducido por "movimientos" conforme al término empleado en otros libros de masaje.

neral de todas las instrucciones de masaje, en el orden correcto para realizar un masaje completo o total.

Por ello encontrará para cada parte del cuerpo una guía particularmente elaborada. Mi recomendación sería que primero trabaje todo el libro y después –siempre que tenga tiempo y deseos de hacerlo– aplique el masaje completo que se describe en el resumen.

¡Les deseo la mayor satisfacción a Ud. y a su hijo!

Barbara Ahr

Primera parte

CAPÍTULO 1

¿QUÉ SIGNIFICA APLICACIÓN INTENSIVA PARA EL BEBÉ?

¿Y qué ocurre cuando falta?

Rene Spitz, un pediatra y psiquiatra americano informa:

Investigó 164 niños que durante el primer año de vida habían sido internados sobre todo en dos diferentes hogares. Uno de ellos era una maternidad de una cárcel de mujeres en la que se hallaban internadas gran parte de madres solteras. Allí podían –con especial intensidad– cuidar a sus hijos y alimentarlos ellas mismas.

El segundo hogar se trataba de un orfanato en el que a partir de los tres meses cada ocho niños eran asistidos por una niñera. Ésta era la única diferencia. Por lo demás, las condiciones higiénicas, los cuidados y la atención médica eran igualmente buenas. Aunque Spitz acentúa el hecho de que en el orfanato se había encontrado con niñeras que ponían mucho esfuerzo y amor en su tarea, al finalizar el tiempo de observación llegó a los siguientes resultados:

Los niños del orfelinato mostraban todos los síntomas del hospitalismo (todos los daños provocados por la estancia en un hospital), físicos y psíquicos. Si bien la higiene y las medidas de precaución contra contagios eran irreprochables, los niños mostraban a partir del tercer mes de vida la existencia de una extrema susceptibilidad a las infecciones y enfermedades de todo tipo. Apenas había un niño cuyo informe médico no contuviera datos sobre una otitis media, un sarampión, etc, o sobre una u otra afección intestinal.

Por el contrario, la salud y el desarrollo mental de los niños de la maternidad de la cárcel era especialmente bueno. R.Spitz resume:

La maternidad pone a disposición de cada niño una madre "potenciada" que le da todo lo que una buena madre puede proporcionar. Pero el orfanato no le da una madre al niño –ni siquiera una madre substituta– sino sólo "un octavo de la dedicación" de una niñera.

Hasta hoy todavía no se ha prestado la atención debida a esta experiencia conocida de hace tiempo.

Quisiera mencionar estas observaciones como ejemplo negativo para exponer la importancia de la dedicación necesaria y del aporte de seguridad y confianza.

Explicar mi amor con palabras a un recién nacido no es darle mucho. Con el contacto de la piel en primer lugar podré suministrar a mi bebé la dedicación y seguridad correctas. A menudo ya ayuda que la madre ponga su mano caliente sobre el vientre. Provoca un estímulo táctil y actúa como tranquilizante psíquico.

CAPÍTULO 2

MOMENTO, DURACIÓN Y LUGAR DEL MASAJE

¿CUÁNDO?

El masaje del bebé requiere tiempo. No es algo que se pueda hacer "más o menos" a ratos. El niño notará entonces la desgana, la inquietud, el nerviosismo y la frialdad como nota el buen humor, la tranquilidad, la dedicación y el afecto. Los padres deben estar relajados y tener ganas de efectuar el masaje. No debe ser un acto forzado, ni para el bebé ni para los padres.

¿DÓNDE?

Necesitamos una habitación convenientemente caldeada o un lugar que reúna los mismos requisitos. En verano también puede ser el jardín o la playa.

¿CON QUÉ?

Para el masaje se utiliza un aceite o loción. De este modo, al mismo tiempo podemos beneficiar a la piel del bebé.

¿COMIENZO?

Ya en la segunda semana después del nacimiento pueden empezarse las sesiones de masaje. Se recomienda efectuarlas a diario después del baño. Puede utilizarse cualquier ocasión oportuna, incluso puede hacerse dos veces al día. A medida que el bebé va creciendo –a partir de aproximadamente los 6 meses– será suficiente efectuar el masaje cada dos días. Posteriormente también puede reducirse esta frecuencia. Pero esto dejo que lo decida Ud. No me parece adecuado fijar un tiempo determinado. Hay niños a los que les gusta recibir esta clase de masaje corporal hasta la edad escolar.

¿DURACIÓN?

Para efectuar un masaje completo o total como el que se describe al final del libro, necesitara Ud. como mínimo 15 minutos, sin contar el tiempo que empleará en juegos y en ejercicios de calentamiento.

El tiempo disminuirá correspondientemente cuando realice Ud. masajes parciales en el abdomen, la espalda o los pies. Para los movimientos presentados en los diferentes capítulos necesitará Ud. unos 5 minutos.

CAPÍTULO 3

LA TÉCNICA DEL MASAJE

A continuación trabajaremos con algunos movimientos, que deben ser explicados. Para ello no necesitamos exigirle grandes dotes de habilidad manual. Al principio, los movimientos tendrán un efecto "poco redondeado", y tampoco será posible evaluar la intensidad de las mismos. Lo único importante es que el masaje resulte placentero para Ud. y para su hijo. Mediante el contacto visual aprenderá a conocer las reacciones del bebé y a percibir cómo acepta los ejercicios. Así también el niño podrá controlar la intensidad de los mismos. Al principio deberá empezar las palpaciones muy suavemente, pero cuando se sienta algo más seguro podrá intensificar su masaje. Quizás se le ocurra a Ud. algo nuevo y pueda añadirlo al programa.

■ GRUPOS DE MANIOBRAS

- **Roces**
- **Amasamientos**
- **Ejercicios**
- **Vibraciones segmentarias (oscilaciones)**
- **Rozar en círculos**

En lo que se refiere a **rozar** hay que decir que es el elemento más importante del masaje del bebé. Por lo tanto, empezaremos con los roces. También en los intermedios –antes o después de otros movimientos– volveremos a ellos. Mimaremos al niño con roces (¿o caricias?).

Al efectuar los roces, nuestras manos deben adaptar su forma al abdomen, la espalda, las piernas o los brazos y avanzar siempre en dirección al corazón.

En los **amasamientos** se sigue una forma de movimiento de ordeño sueco e indio. Los brazos o las piernas se empujan con el borde interior de las manos y se tuercen un poco (ver figura "Ordeño" pág. 42). Los demás amasamientos se realizan conforme al masaje clásico. La mejor manera de representar este movimiento es imaginar el acto de amasar una bola de masa de pan.

Los **ejercicios** se explicarán en detalle. No pertenecen, en sentido estricto, al masaje del bebé. A pesar de ello se los recomiendo. Estos ejercicios confieren un aspecto lúdico al masaje y lo hacen un poco más fácil para todos los implicados. Además, la interrupción del masaje bien recibida por el niño sirve para movilizar sus articulaciones y reforzar sus músculos.

Las **vibraciones segmentarias (oscilaciones)** sirven para relajar los tejidos y son fáciles de efectuar y seguir.

En los brazos y piernas se efectúa sencillamente un **movimiento rotatorio:** las manos se mantienen paralelas a las extremidades (brazos o piernas) y se masajea como para "enrollar salchichas" (arcilla, pasta de amasar). En la espalda y en el abdomen puede efectuarse un zarandeamiento superficial.

Los **roces en círculo**, por el contrario, le parecerán más difíciles de efectuar. Estos movimientos consisten en roces con la particularidad de que ambas manos van formando círculos. Igualmente se puede efectuar dicho movimiento con una sola mano, trazando círculos más grandes primero y después cada vez más reducidos. Con la práctica los círculos van siendo más redondo. Intente efectuarlos al principio con mucho aceite y poca presión. Sus manos se deslizarán casi solas sobre la piel del cuerpecito del bebé.

Todas las técnicas de movimiento se complementan entre si y son muy efectivas realizadas conjuntamente. Si empieza paso a paso podrá trabajar de forma adecuada. Por ejemplo, al principio puede acariciar con roces todo el cuerpo de su bebé. Después puede pasar a los roces en círculo y a los zarandeos. Eventualmente puede conectar a los amasamientos los ejercicios complementarios.

■ *EFECTOS DE LAS MANIOBRAS*

El movimiento de **roce** actúa tranquilizando, especialmente en niños nerviosos e inquietos. En niños letárgicos, apáticos, con problemas de peso, puede aumentar tranquilamente la presión de masaje. Esto también se aplica a las demás maniobras. El efecto de los roces que se efectúan en dirección al corazón consiste en la estimulación de la circulación venosa y linfática.

Los **amasamientos** deben actuar principalmente sobre la musculatura. Ya es sabido que la musculatura de un bebé forma sólo la cuarta parte de su peso, al contrario que la de un adulto, que compone la mitad del mismo. Los amasamientos actúan sobre los llamados receptores de longitud, situados en los husos musculares de la musculatura esquelética. Aquí se determina el tono de salud (tensión muscular), el llamado tono normal. Así, los amasamientos actúan reforzando y favoreciendo la irrigación sanguínea.

Los **ejercicios** ofrecen una pausa lúdica al bebé y a los padres. Los efectos son diversos. La mayor parte de los ejercicios influyen positivamente en la movilidad de las articulaciones, pero los ejercicios con los brazos también favorecen la respiración.

Las vibraciones segmentarias producen una relajación de los tejidos. En parte se transmiten también a las capas profundas a través de la musculatura. Mediante la vibración de la caja torácica se pueden influir, por ejemplo, los bronquios; las vibraciones (oscilaciones) efectuados sobre el abdomen actúan sobre el intestino. No obstante, no debe efectuarlos demasiado masivamente o de lo contrario será preferible que se dedique al "masaje deportivo".

Las vibraciones no deben efectuarse durante largo tiempo, sino sólo durante unos pocos segundos.

Los **roces en círculos** producen una estimulación superficial o incluso profunda de los tejidos. Se consigue un aumento de la irrigación y una dilatación de los vasos sanguíneos.

■ *EJECUCIÓN*

En el capítulo siguiente se presentan las técnicas hasta ahora explicadas relacionadas como masajes parciales. He elegido las designaciones de los movimientos de forma gráfica, lo que ha mostrado ser una ayuda remarcable para los padres.

He dado a cada masaje parcial una estructura coherente por sí misma y puede aplicarse una sola vez o ser repetido más frecuentemente. Algunos padres efectúan diariamente una vez un masaje completo a su bebé. Más tarde vuelven a dar masaje, por ejemplo, a los pies porque temen una mala posición de los mismos. Pero también hay niños que desarrollan una preferencia por determinados masajes. Esto se nota pronto y es agradable. También los abuelos, los hermanos o los amigos pueden aprender la técnica del masaje del bebé. Pero antes de realizar un masaje siempre debe percibirse una actitud positiva del bebé. No a todos los niños les gusta que les toquen los "extraños".

● *Preparación*

Cuando quiera Ud. realizar un masaje, elija una habitación con una temperatura agradable.

Como ya se ha mencionado, necesitará especialmente al principio más tiempo para realizar el masaje. Tardará un poco en dominar todos los movimientos. Además, el bebé debe sentirse bien y nunca debe llorar durante el masaje. No obstante, existen excepciones por ejemplo durante los "cólicos de los tres meses". En este caso el masaje debe actuar equilibrando (ver pág. 45).

Cuando empiece el masaje, utilice preferiblemente como deslizante un buen aceite para bebés. (Algunas veces doy recomendaciones especiales para determinados lugares.) Más tarde –después del aprendizaje– podrá arreglarse con cremas o lociones.

Ahora coloque a su bebé sobre una base cubierta con esmalte de bañera. Para el masaje completo el niño debe estar desnudo, pero puede cubrirlo parcialmente. Primero tome contacto visual con él. Aquí recomiendo a los padres que utilicen una señal propia, a capricho: quizás "Vamos a jugar a las cosquillas" u otros. Después rozaremos la cabeza del niño, las mejillas, la manos, todo lo que quiera Ud. rozar.

A los niños también les gusta que frote la punta de su nariz con la de la suya. "¿Cómo se saludan los chinos?"

Después coloque su cabeza sobre el abdomen del bebé, gírela y sople sobre su vientre.

¡Y ahora todo marcha bien!

Parto de que el niño acompaña sus expresiones con gritos de placer: no ponga límites a su fantasía. Y ahora empecemos con cada una de las partes: paso a paso efectuaremos un masaje completo o total.

CAPÍTULO 4

LA CARA

■ PROPORCIONAR CUIDADOS Y MASAJE AL MISMO TIEMPO

También la más tierna piel de bebé necesita cuidados, y especialmente la piel del rostro.

Pero a veces parece como si el niño no soportara los contactos en la cara. Se muestra molesto tan pronto empezamos a aplicarle el aceite. A mí me parece que el disgusto del bebé procede del hecho de que a los lactantes les manosean la cara con frecuencia:

Con las mejores intenciones del mundo presionan aplastan la nariz del pequeño, le frotan los mofletes y la cabecita.

Los adultos no sacudimos las manos, nos damos golpes en la espalda, pero al bebé le acariciamos la cara. No es extraño que estén hartos de ello. Por ello debemos ser muy prudentes cuando queremos masajear y restregar la cara del niño.

Por lo tanto, empiece jugando y distraiga al niño del objetivo real. Si el bebé es de tipo sensible a los contactos, deberá empezar imprescindiblemente por los tres ejercicios, que se presentan en el capítulo de preparación.

Sólo cuando el bebé esté en sintonía dirigirá su atención al rostro.

Para muchos padres ésta es, por ejemplo, la única posibilidad de aplicar a la piel del niño una loción o pomada prescrita por el pediatra. Para muchos niños con tendencia a los eczemas este método será ya imprescindible.

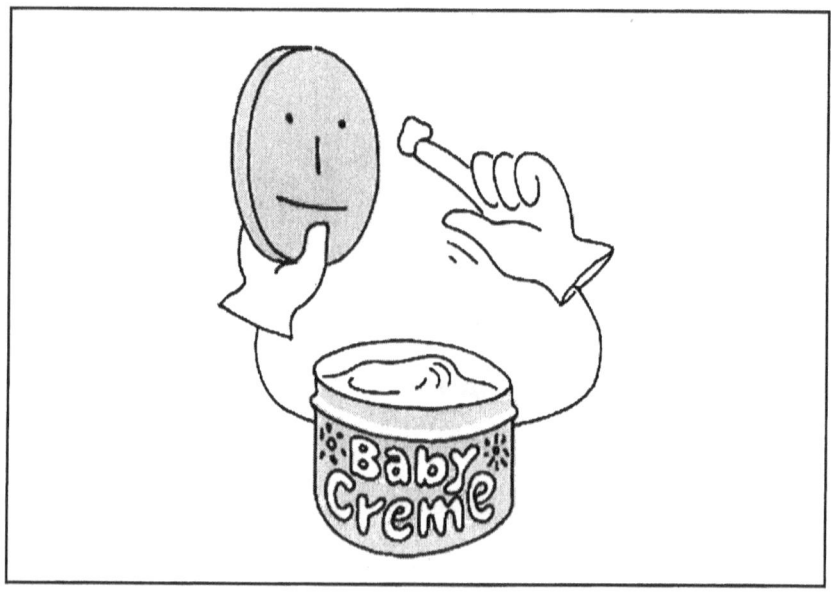

Figura 1

Por favor, preste atención al hecho de que no deben tocarse los ojos del bebé. No sólo puede echar a perder la buena disposición al masaje facial, sino que además puede resultar perjudicial.

En primer lugar distribuiremos con grandes toques o trazos anchos el aceite, crema o pomada sobre la cara del niño. "Punto, punto, coma, raya; la cara de la luna dibujada."

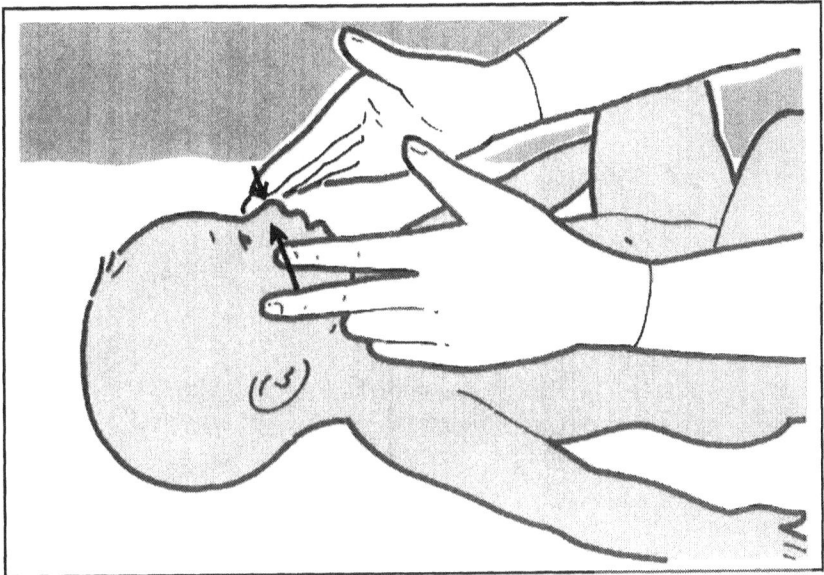

Figura 2

"ESPOLVOREAR LA NARIZ"

Empiece con la nariz. Forma el centro de cualquier rostro. Con ambos dedos índices dé unos toques ligeros sobre ella y a su alrededor. Como si quisiera **"espolvorear la nariz"**.

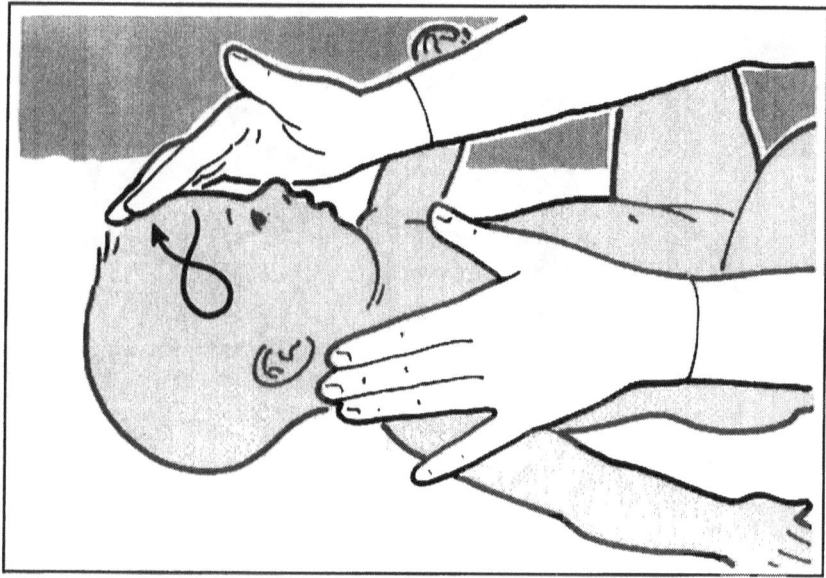

Figura 3

"PLANCHAR LA FRENTE"

Después alise Ud. la frente rozándola desde el centro hacia las sienes. La presión debe ser relativamente fuerte. Las puntas de los dedos describirán círculos y ochos en las sienes. Ahora pase las manos suavemente y sin presión sobre los párpados hacia la nariz y vuelva al centro de la frente.

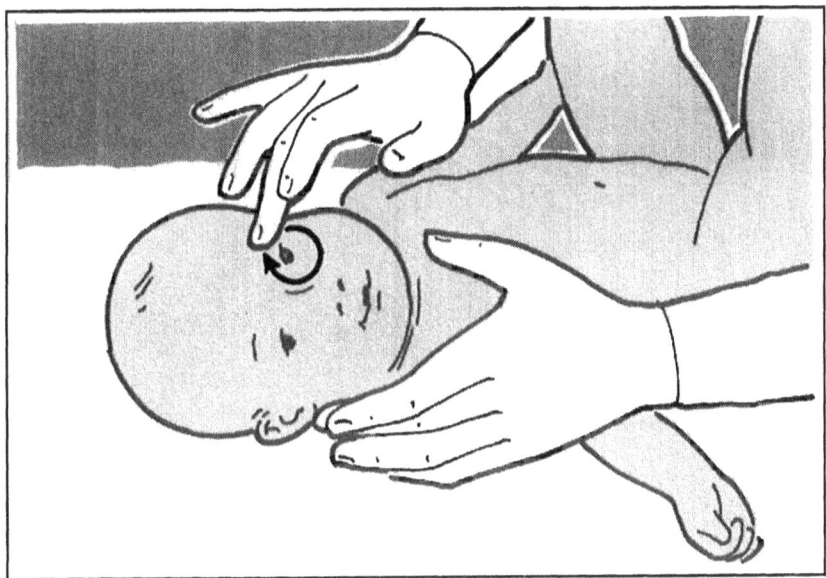

Figura 4

"ALREDEDOR DE LOS OJOS"

Rodee los ojos con cuidado: por encima de las cejas hacia el exterior y por abajo hacia la nariz y la raíz de la nariz. Repítalo todo con dos dedos.

Atención: antes unte también esta zona.

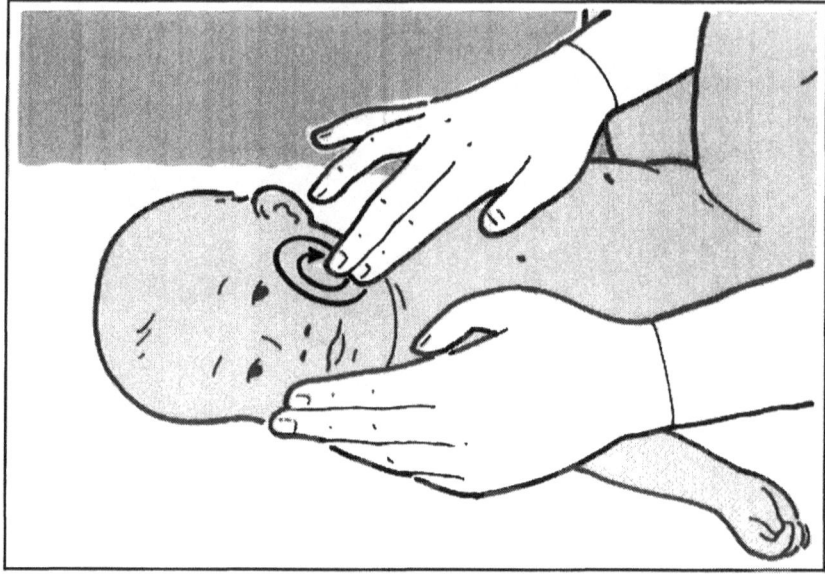

Figura 5

"ROSQUILLAS EN LAS MEJILLAS"

Trace grandes círculos con ambas manos sobre las mejillas. Rápida o lentamente, como prefiera el bebé. Con el tiempo, los círculos serán cada vez más pequeños hasta que al final las puntas de los dedos giren suavemente sobre un punto. Después de algún tiempo cambie Ud. a otro punto.

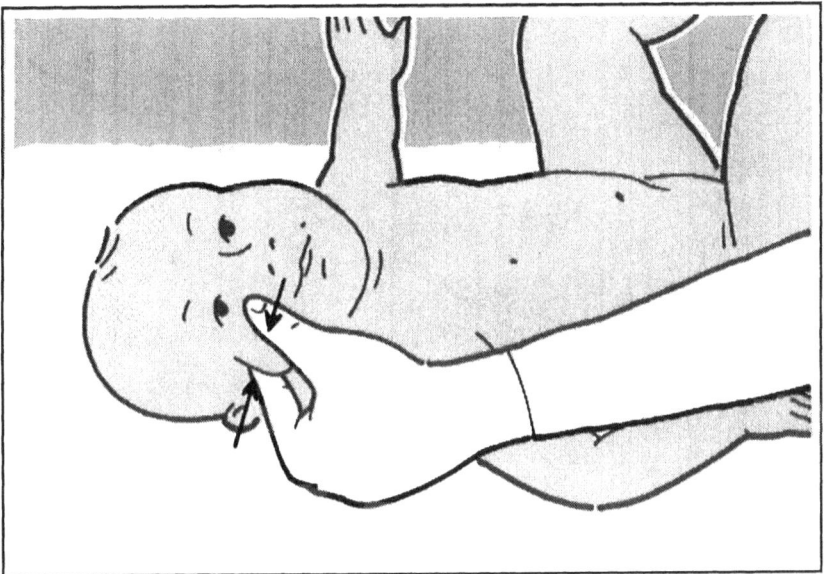

Figura 6

"MANDOLINA"

Para estimular la irrigación sanguínea en la tierna piel del bebé, puede pellizcarle un poco las mejillas. Tome la piel de las mismas entre 2-4 dedos y levántela. No necesita tener más cuidado del normal, si estira rítmicamente la piel y el tejido conjuntivo. Esto confiere un tono rosado a la piel. Trabaje con una o con las dos manos.

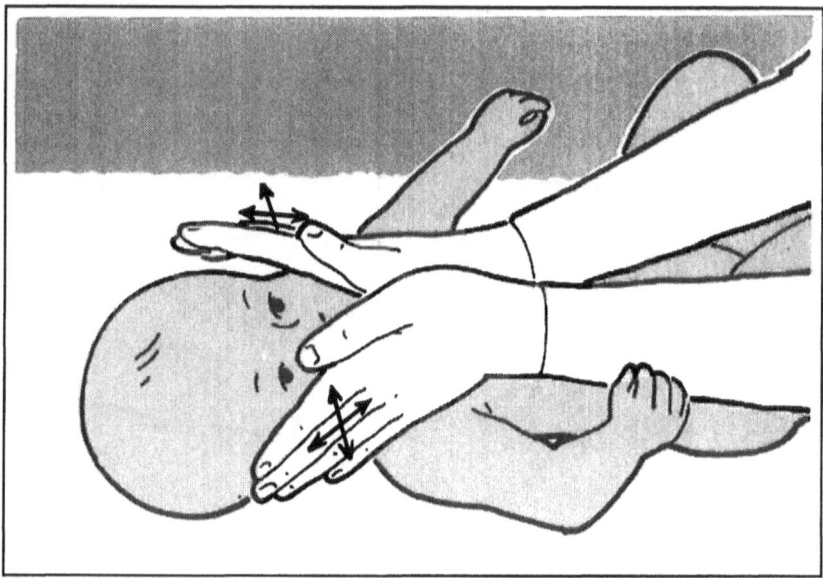

Figura 7

"BAMBOLEO"

Ahora coloque ambas manos planas sobre las mejillas del bebé y mueva éstas relajadamente hacia arriba y hacia abajo. También puede hacerlo hacia el oído y la nariz. Trabaje muy suelta y superficialmente, ejecute una vibración. Con esta maniobra relajará los músculos faciales del bebé.

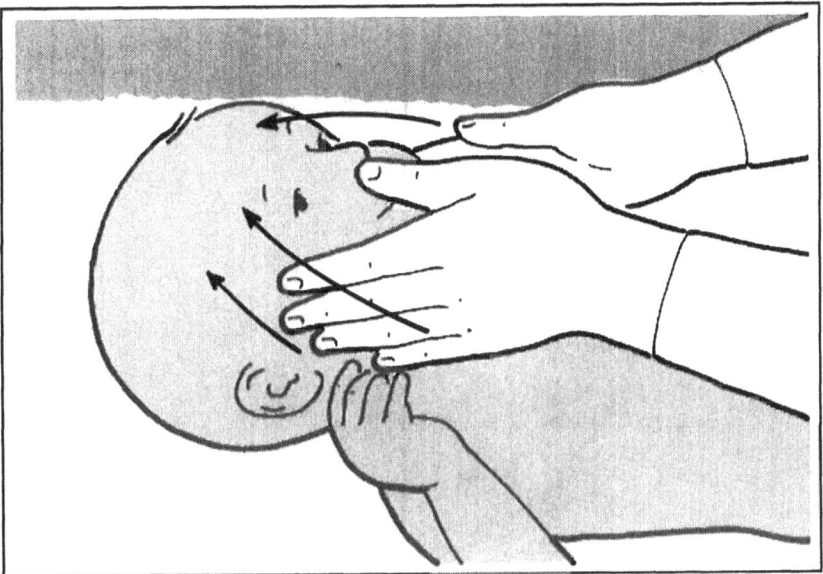

Figura 8

"LAVAR LA CARA"

Atención: si quiere Ud, y sobre todo si quiere el bebé, puede empezar aquí el masaje.

Debe usted distribuir especialmente bien el aceite o crema. Observe qué es lo que prefiere el bebé. No he mencionado "lavar la cara" hasta ahora porque –como muestra mi experiencia– los niños al principio rechazan este procedimiento. **Pero en esi. momento lo aceptan.**

Mueva las manos abarcando una superficie amplia sobre la cara del bebé, como si quisiera lavarla a fondo. Esto tranquiliza y distiende. Se trata de roces suaves sobre superficies grandes.

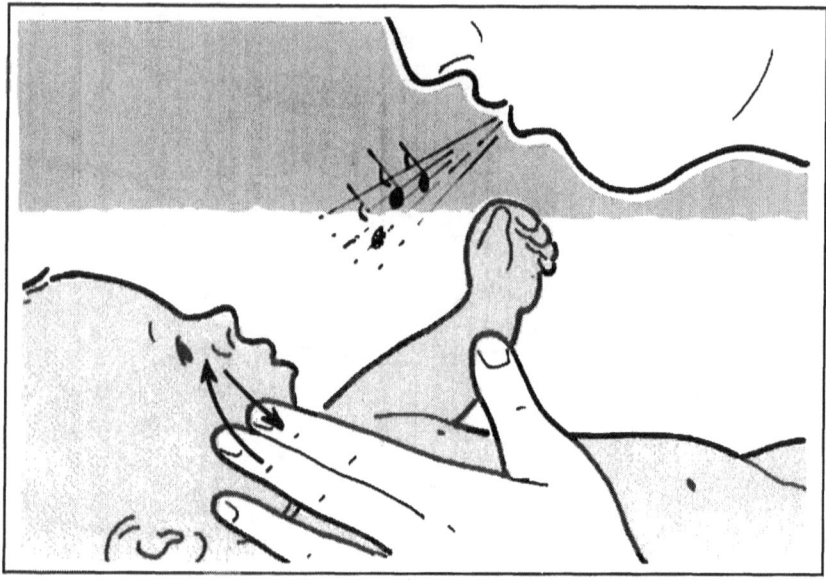

Figura 9

"SILBAR"

Para finalizar el masaje facial puede Ud. relajar una vez más los músculos de su bebé: afile la boca y silbe un poco, el bebé intentará imitarle. Naturalmente el bebé no podrá silbar correctamente. Después roce Ud. con la mano las aletas de la nariz en dirección a la barbilla y después vuelva hacia las mejillas y la nariz.

CAPÍTULO 5

LOS PIES

Un masaje en los pies ayudará al bebé no sólo a tener los pies calientes, sino que favorecerá una sensación de bienestar total. ¿Ha visto ya alguna vez a los niños más pequeños en verano chapoteando en el agua fría? Después de los primeros pasos la imagen es siempre la misma: el bebé permanece en el mismo lugar y contempla maravillado cómo empieza a gotear de la zona liberada del pañal. El efecto inmediato del agua fría sobre la vejiga muestra que existe una estrecha relación entre los pies y el resto del cuerpo. Es sabido desde hace tiempo que en el pie existen numerosas zonas reflejas que pueden ser activadas. Mediante un masaje de pies apropiado pueden obtenerse asombrosos efectos curativos en diferentes enfermedades. Pero dejaremos este tipo de terapia a los especialistas.

En un masaje de pies para el bebé no se trata de conseguir efectos curativos, sino el bienestar del niño y un efecto profiláctico. Quizás recuerde Ud. el antiguo dicho que contiene una gran verdad: "La cabeza fría, los pies calientes, esto vuelve pobre al médico más rico!".

Actúe siempre como sigue:

• Dé siempre el masaje primero en el pie derecho (el más alejado del corazón) y después en el izquierdo.

- Intente dentro de lo posible dar masaje a diario a los pies de su bebé. No por ello debe realizar consecuentemente todos los ejercicios uno detrás de otro. Por ejemplo, puede empezar el masaje por la mañana y terminarlo por la noche.
- La posición de su hijo durante el masaje no tiene importancia. El bebé puede estar echado (sobre la espalda o el abdomen) o también sentado.
- Para dar el masaje utilice un buen aceite. Es muy recomendable el aceite de malva, que adicionalmente actúa contra los pies y piernas fríos.

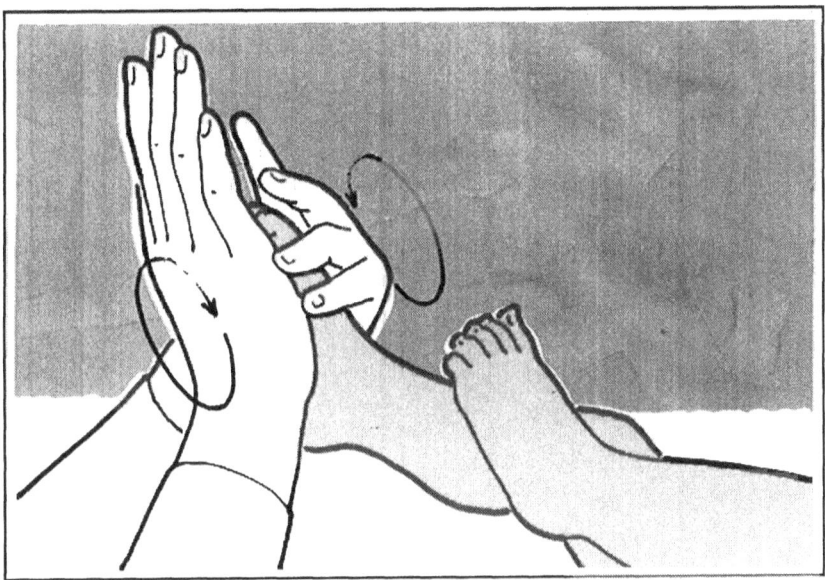

Figura 10

"CAJA DE CREMA"

Tome un piececito entre las palmas de sus manos. En una mano la planta del pie, la otra colocada sobre el dorso del mismo. Ahora gire al mismo tiempo ambas manos como si quisiera abrir una caja de crema. Después de algún tiempo notará que los pies del niño ya se van calentando. (Adecuado también para las manos.)

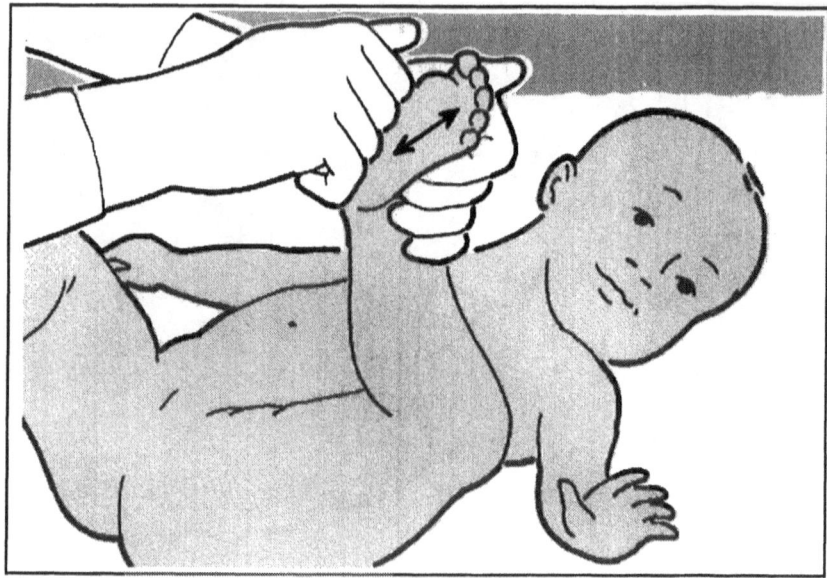

Figura 11

"NUDILLOS"

Cierre la mano formando un puño y pásela primero con cuidado, después con más fuerza sobre la planta del pie, arriba y abajo. Después podrá hacerlo tanto rato y con tanta fuerza como quiera el bebé.

Con este movimiento se fortalece la bóveda del pie, se estimulan las zonas reflejas y el pie resulta bien irrigado.

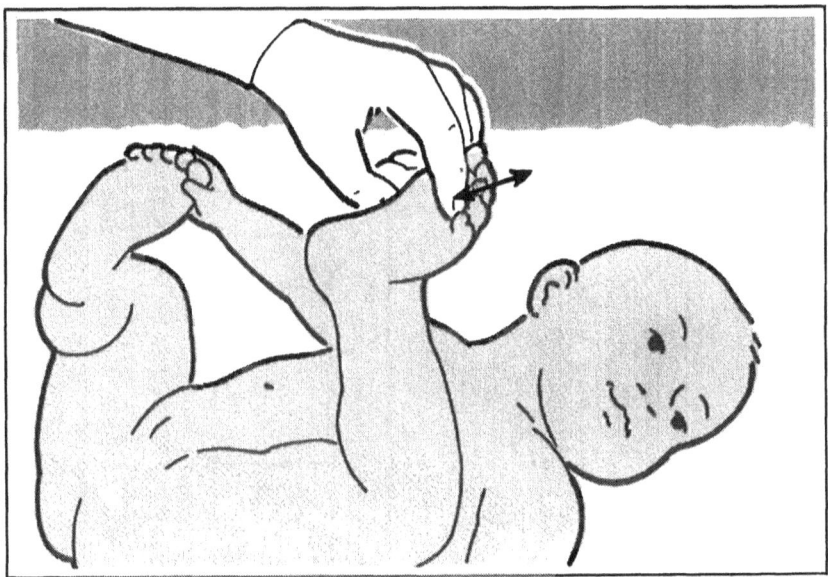

Figura 12

"JUEGO DE DEDOS"

Mueva ahora los dedos de los pies del niño y juegue con ellos, de modo que se diviertan los dos.

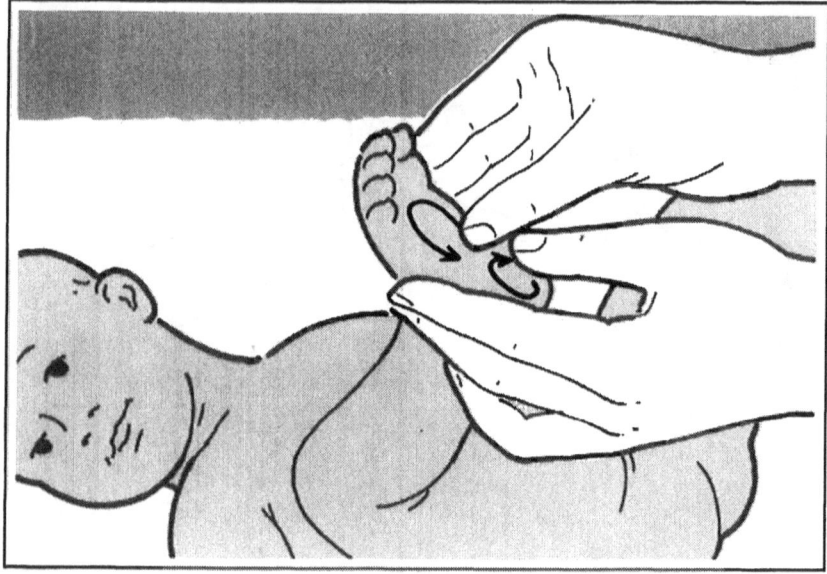

Figura 13

"ANILLOS EN EL PIE"

Coloque las manos con los pulgares sobre la planta del pie. Ahora trace círculos sobre toda la planta del mismo, primero suavemente, después con mayor fuerza. Describa círculos grandes y pequeños con los pulgares.

"Caja de crema" (ver pág. 33)

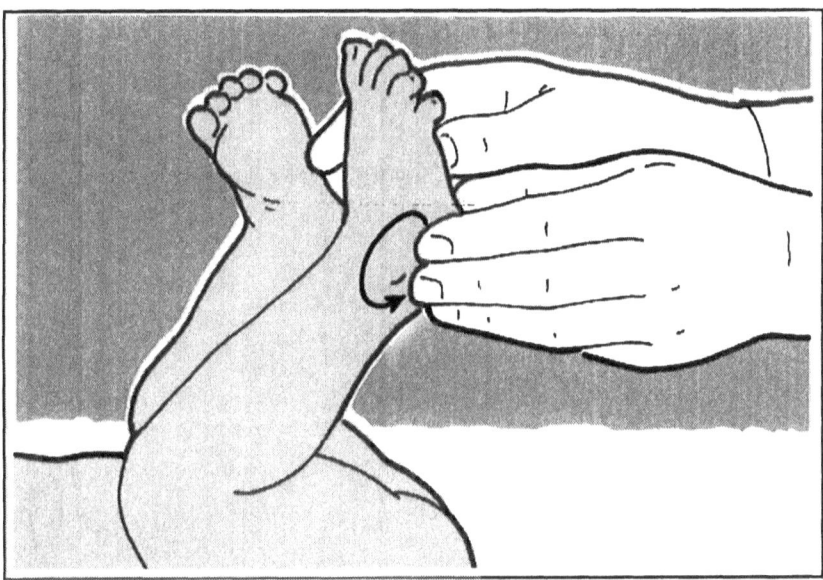

Figura 14

"ALREDEDOR DEL TOBILLO"

Ahora coloque el pie del bebé levantado o sujételo en esta posición. Trace círculos alrededor de los tobillos interno y externo. Si no consigue hacerlo con las dos manos al mismo tiempo, intente hacerlo primero en uno con una mano y después en el otro.

"ALISAMIENTOS"

Finalmente efectúe algunas veces un alisamiento sobre la pierna desde el pie en dirección a la rodilla. Esto puede constituir también la transición al masaje de las piernas

CAPÍTULO 6

LAS PIERNAS Y LOS BRAZOS

Las piernas y los brazos se tratan igualmente en este capítulo, ya que la técnica a aplicar es la misma. Existen sólo dos interesantes variantes que el Dr. Leboyer ha dado a conocer bajo el concepto de "ordeño sueco e indio". Esta nueva técnica es difícil de describir, es mejor mostrarla visualmente. Los brazos y las piernas son piezas importantes del cuerpo dentro de nuestro masaje y nunca deben ser tratados de forma secundaria. Yo, personalmente, puedo relajar mejor con un masaje de los brazos. Otras personas dicen lo mismo de las piernas.

El masaje se efectúa con el niño tendido de espaldas. Es importante empezar por el extremo mas alejado del corazón. Por lo tanto, siempre por la pierna derecha y después la izquierda. Primero, el brazo derecho y a continuación el izquierdo. Describiré la técnica con la pierna y deberá Ud. aplicarla exactamente igual con el brazo.

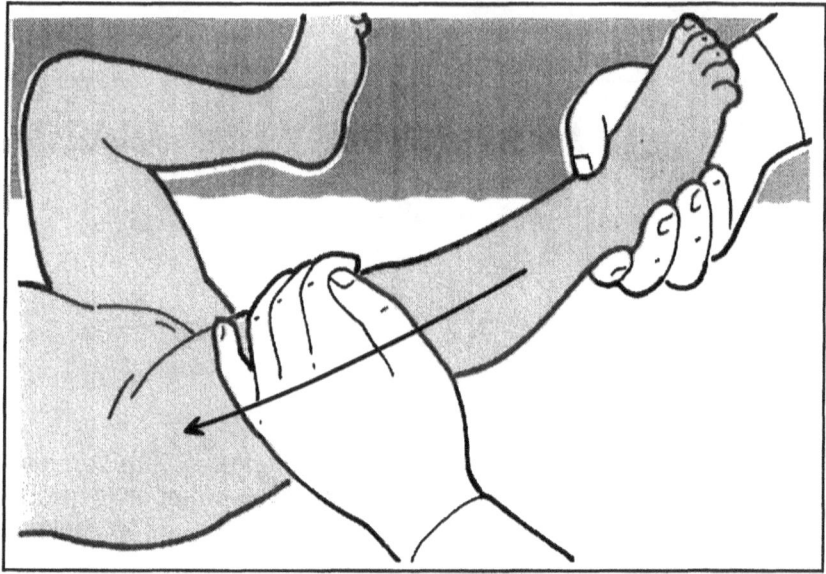

Figura 15

"ROCES"

Efectúe un rozamiento con ambas manos sobre toda la pierna. Adapte bien sus manos a la forma de las mismas. Para llegar a la parte posterior de la pierna, levante ésta con una mano. Los roces se efectuarán siempre avanzando hacia el corazón, o sea masajeando desde el pie hacia arriba.

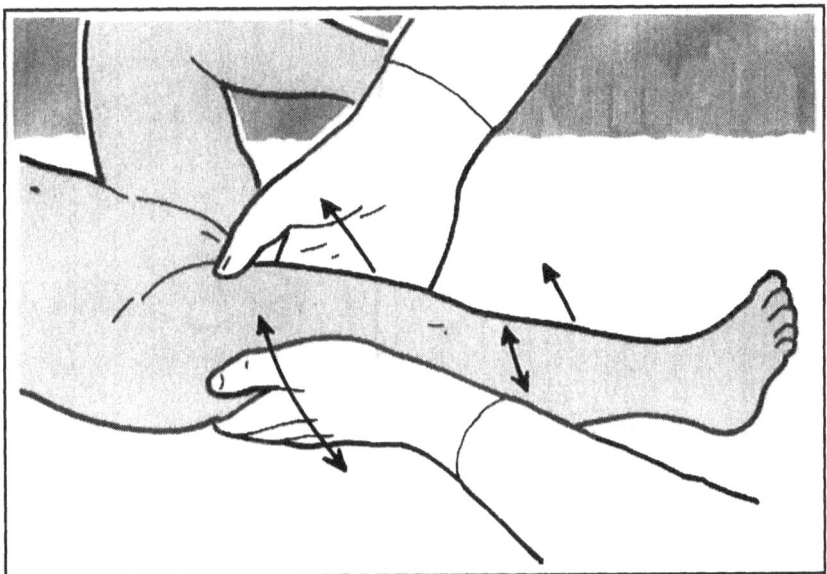

Figura 16

"ROTACIÓN"

Tome primero la pantorrilla y después el muslo (o el brazo o ante-brazo) entre sus manos extendidas. Ahora redondee el tejido del bebe como si quisiera formar una salchicha. De nuevo empiece suavemente y lentamente aumente la intensidad conforme al bie-nestar del bebé.

Tenga en cuenta que debe trabajar con las palmas de las manos y no con las puntas de los dedos. No obstante, dado que en las palmas de las manos tenemos menos sensibilidad, cuide de no redondear con excesiva fuerza.

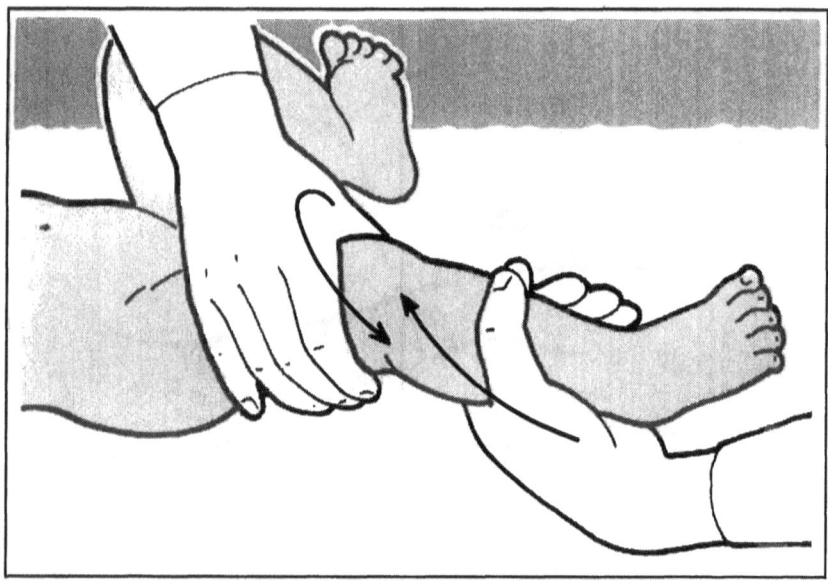

Figura 17

"ORDEÑO INDIO Y SUECO"

De nuevo trabaje en la pierna la pantorrilla y el muslo uno tras otro, como en la rotación. Rodee con ambas manos –los pulgares extendidos– el muslo del bebé. Sus manos deben estar a una distancia de casi una mano una de otra. Ahora empújelas una hacia la otra, disminuyendo la distancia entre ellas. Comprobará que el tejido del bebé se aproxima entre los dedos pulgar e índice de sus dos manos.

1. Al principio intente soltar con frecuencia las manos y luego vuelva a coger la pierna y a aproximarlas. Por lo tanto, efectuando un movimiento en línea recta.
2. Ahora efectúe adicionalmente un giro de sus manos mientras realiza la aproximación.

Con seguridad al principio le parecerá muy difícil, pero con un poco de ejercicio lo conseguirá.

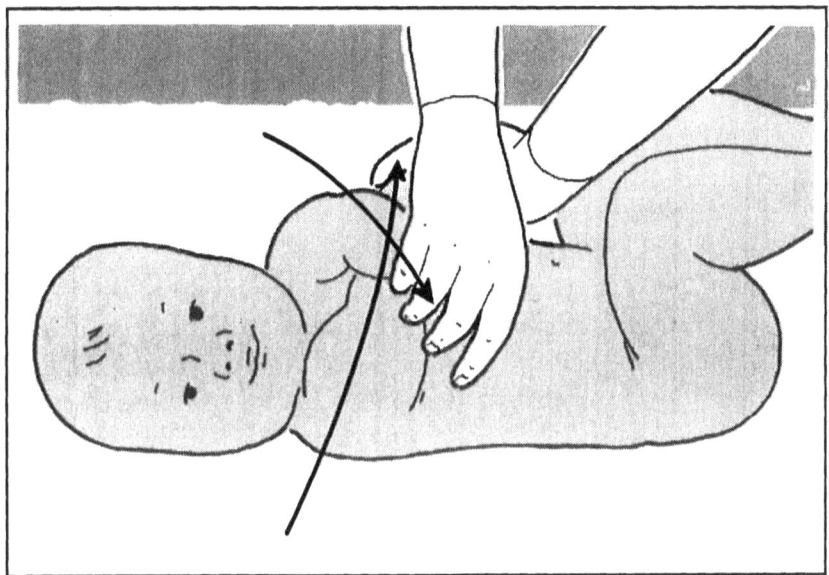

Figura 18

"EL PAQUETITO"

Se trata de un ejercicio con los brazos del bebé que al mismo tiempo actúa sobre la respiración.

Abra los brazos de su bebé en sentido horizontal. En este momento debe inspirar. Después cruce los brazos sobre la caja torácica y el bebé espirará.

CAPÍTULO 7

EL MASAJE ABDOMINAL

Es muy recomendable en los temidos "cólicos de los tres meses" o en los cólicos del anochecer.

En la revista médica "Medical Tribune", el Prof. Von Loewenich de la Clínica Pediátrica Universitaria explicó por qué incluso los bebés sanos deben sufrir estos cólicos: la leche del pecho materno o también la del biberón se mezcla con aire al succionarla. Así se forma espuma en el estómago. Esta espuma puede permanecer en el tracto intestinal del bebé hasta 24 horas. Esto puede producir durante el día, después de las diferentes comidas, especialmente al anochecer, una sensible acumulación de espuma flatulenta en el estómago. Pero el Prof. Von Loewenich indica que en la mayoría de los casos los "cólicos de los tres meses" remiten por sí solos con la ingestión de alimentación complementaria. Pero si un cólico de este tipo molesta al bebé, a menudo las consultas al médico tampoco resultan ninguna ayuda. Las gotas inocuas a base de plantas con frecuencia no producen el efecto deseado. Así, el bebé llora durante horas. Pero los padres sí que pueden ayudar mediante un masaje abdominal. Ya sólo mediante el contacto, colocando su mano cálida sobre el vientrecito del niño, conseguirán un efecto tranquilizador. El niño nota su atención y esto ya actúa mitigando el dolor.

Cuando quiera dar un masaje a su bebé debe tener en cuenta imprescindiblemente dos cosas:

Nunca empiece inmediatamente después de una comida y pase siempre la mano en el sentido de las agujas del reloj. Ya que el intestino discurre en esta dirección y aquí exactamente se encuentra el mal cuando el bebé tiene cólicos.

Un tipo especial: utilice el preparado "Ungentum ueprum tabacum" de la firma Weleda (recomendado por el pediatra Dr. Petczelies, Hagen).

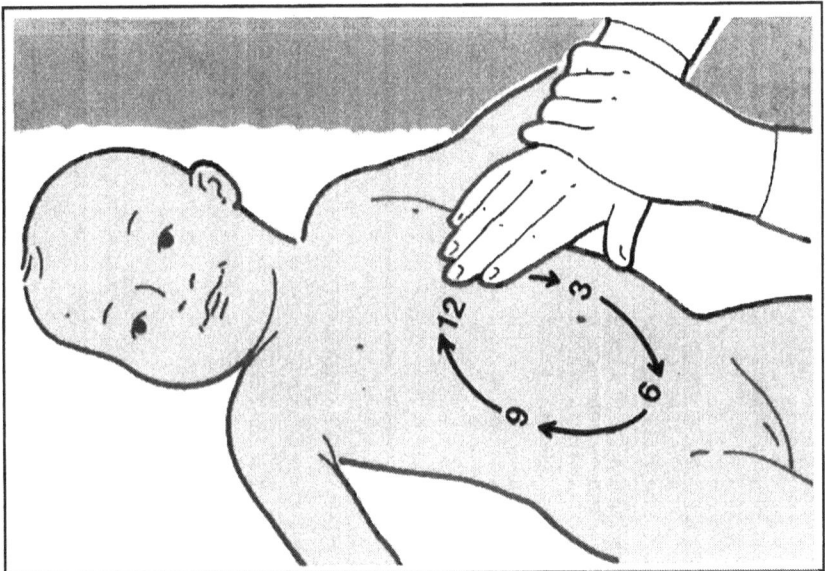

Figura 19

"EL RELOJ"

Imagine que sobre el vientre del bebé hay dibujado un reloj. A la altura del ombligo son las 12 del mediodía, sobre la zona de los genitales son las 6 de la mañana. En el lado derecho del bebé (o sea, a la izquierda de Ud.) son las 9 y en el lado izquierdo (o sea a la derecha de Ud.) son las 3. Trace círculos suavemente con la mano, de una hora a la otra empezando por las 9.

Pero también puede trazar círculos sobre cada una de las horas,

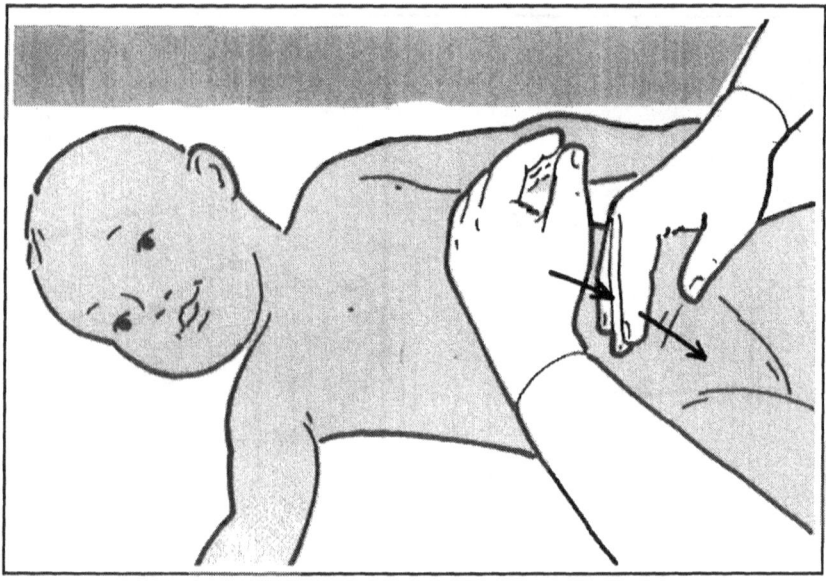

Figura 20

"LAS PALAS"

Sus manos son palas imaginarias. Con movimientos de pala cortos pase las manos desde el ombligo hacia los genitales. Doble las rodillas del bebé, ello intensificará el efecto. Pero debe trabajar con suavidad.

Después de este ejercicio repita "**el reloj**".

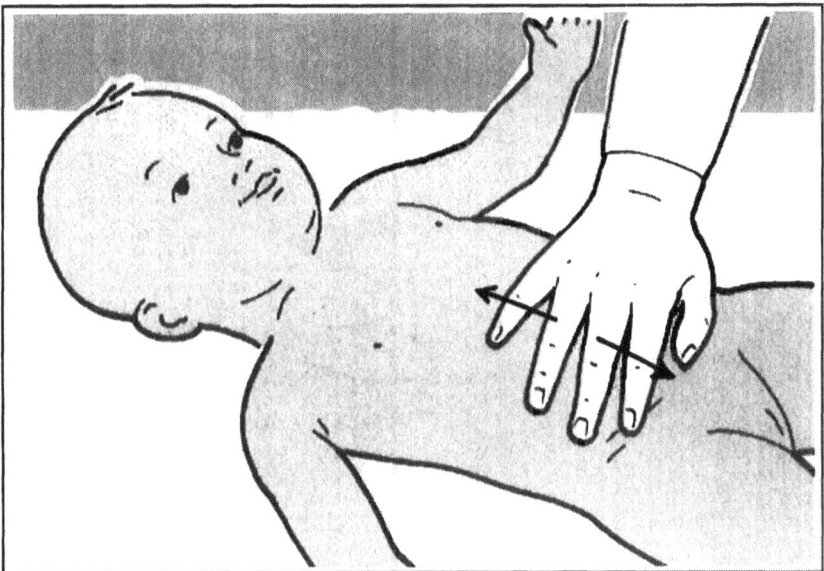

Figura 21

"EL PUDDING MOVEDIZO"

Coloque la mano sobre el abdomen del bebé. Imagine que se trata de un pudding que se bambolea. Ahora efectúe una suave oscilación en dirección lateral. Después de arriba a abajo. Su mano debe permanecer con toda la palma sobre el vientre del niño haciéndolo vibrar suavemente (movimientos de vaivén). Esto divierte mucho al bebé, pero no debe moverlo masivamente.

También después de este ejercicio vuelva a repetir la hora.

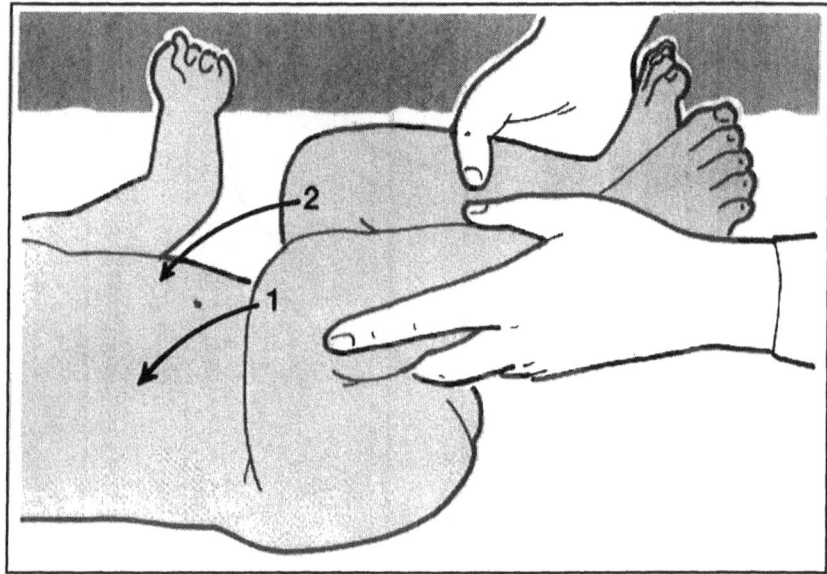

Figura 22

"PRESIÓN ABDOMINAL"

Ahora doble las rodillas del bebé y presiónelas suavemente contra el abdomen. También puede alternar las piernas, pero deberá empezar siempre con la **rodilla derecha** y trabajar en el sentido de las agujas del reloj.

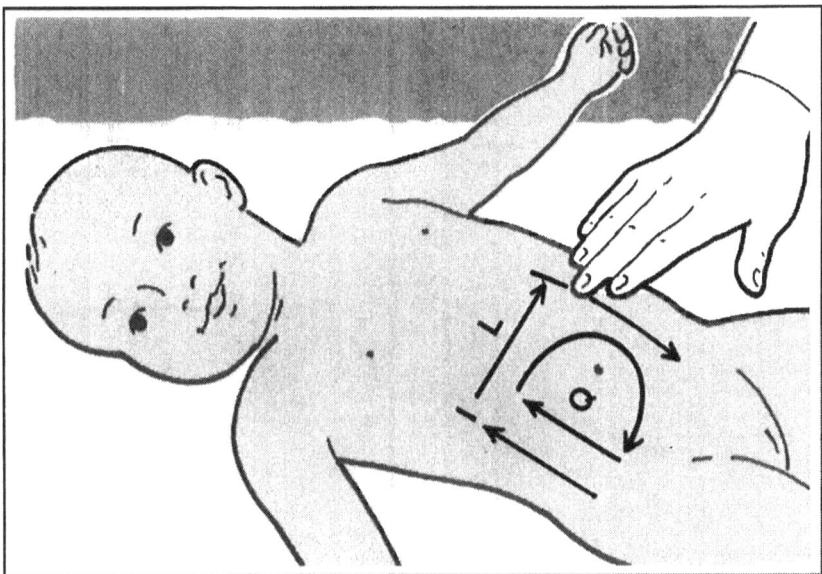

Figura 22 bis

Una madre americana ha ideado un ejercicio muy divertido. Se llama Vimala Schneider, su libro ha sido publicado también en Alemania.

El ejercicio se llama:

"YO LO QUIERO"

Imagine que escribe estas palabras o sus iniciales sobre el abdomen de su hijo. En el lado derecho del abdomen trace primero una gran I . Después escriba la L, como si dijéramos de cabeza para abajo, en el lado izquierdo del abdomen. La gran Q es en principio como otro reloj. Con una mirada a la ilustración lo comprenderá. Puede aprenderlo de memoria sin tener que mirar siempre el libro.

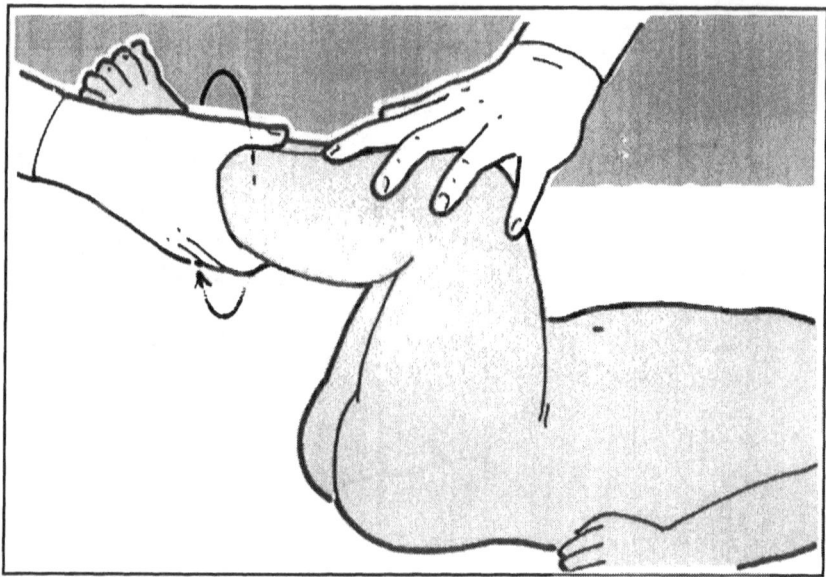

Figura 23

"EXPRIMIR EL ABDOMEN"

Doble las piernas del bebé por las articulaciones de la rodilla y la cadera y gírelas cuidadosamente hacia la derecha y la izquierda. De este modo se exprime la musculatura abdominal. Después levante los pies del bebé. Coloque una mano sobre la rodilla y zarandéela.

Estos sencillos zarandeamientos aflojan la cubierta abdominal y favorecen la irrigación sanguínea del tracto intestinal.

Atención: todos los ejercicios deben repetirse tres veces. Si el bebé muestra mal humor o intranquilidad debe realizar sólo rozamientos suaves o el ejercicio **"El reloj"**.

CAPÍTULO 8

MASAJE TORÁCICO

Nuestro masaje torácico es una técnica determinada para las vías respiratorias altas. No debe substituir a ningún tratamiento de terapia respiratoria, sino que está pensado como profilaxis contra las dificultades respiratorias. Al mismo tiempo se consigue reforzar la musculatura intercostal.

Evidentemente, el masaje torácico puede utilizarse también para aplicar fricciones utilizando preparados inhalatorios de todo tipo contra enfriamientos.

En este caso se ruega dar el masaje con suavidad y no friccionar durante largo rato, ya que la mayoría de estos productos contienen mentol, que enfría la piel. En niños sanos utilice igualmente –cuando sea posible– un aceite aromático (de plantas medicinales).

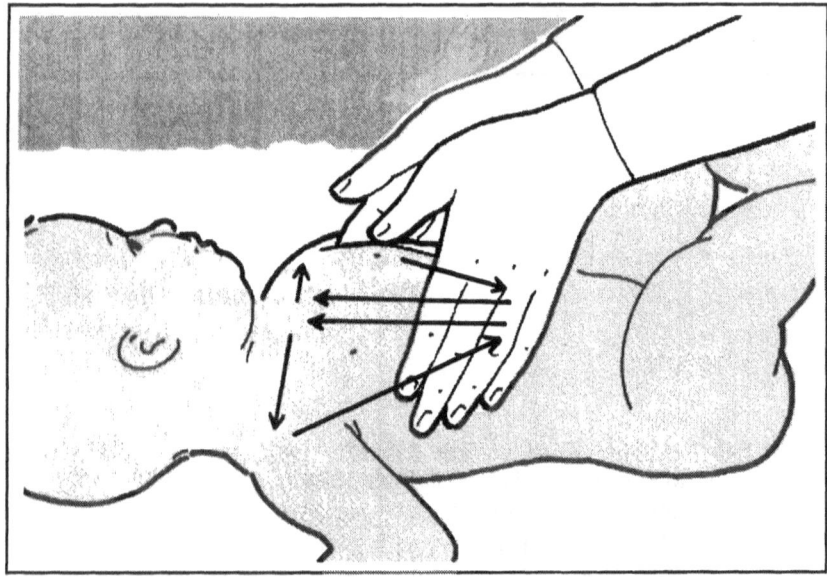

Figura 24

"COMETA"

El masaje torácico empieza con rozamientos en forma de cometa. Pase ambas manos por la parte central del cuerpo hasta la altura de la clavícula. En este punto diríjalas hacia el exterior, gírelas al llegar a la axila y páselas lateralmente por el tórax hacia abajo. A continuación vuelva a empezar haciéndolas avanzar hacia arriba, por encima del esternón.

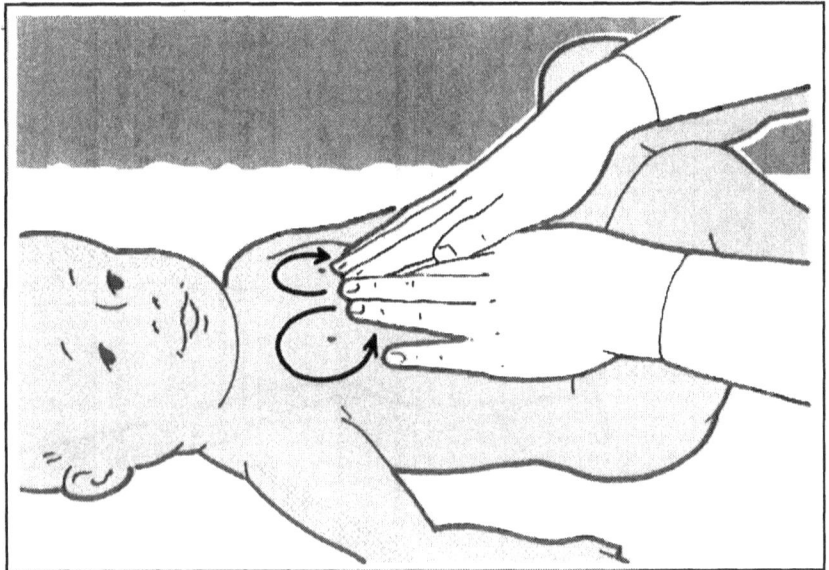

Figura 25

"EL CORAZÓN"

Forme con ambas manos un gran círculo alrededor de las dos mitades del pecho. Vaya trazando círculos de forma simultánea con las dos manos dibujando un "corazón". Puede hacerlo también primero en un solo lado y después en el otro.

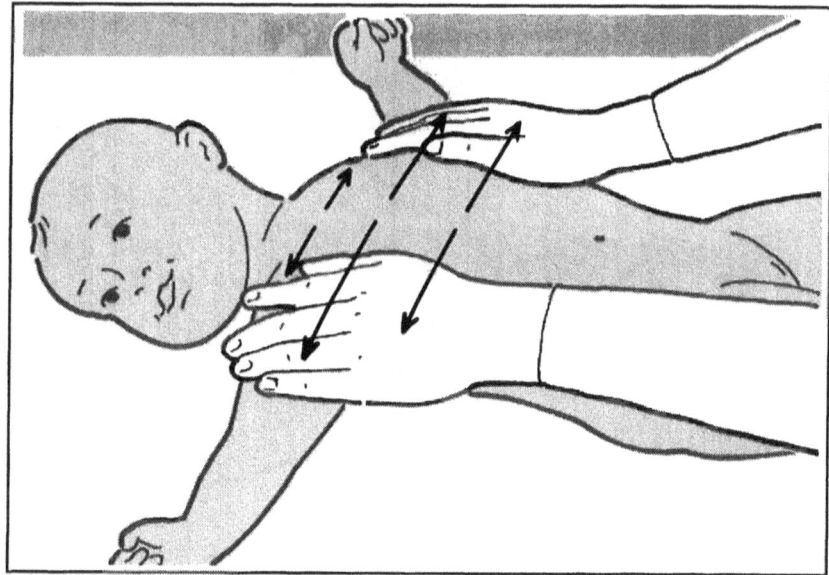

Figura 26

"EL LIBRO ANTIGUO"

Imagine que el tórax de su hijo es una gruesa biblia antigua. Las páginas de pergamino que Ud. ha abierto están arrugadas y quiere alisarlas.

Coloque las dos manos planas sobre la parte inferior del centro del pecho del bebé y deslícelas lateralmente hacia afuera.

Avance un poquito en dirección a la cabeza y vuelva a alisar masajeando hacia afuera. Repita este movimiento subiendo un poco cada vez hasta que alcance la altura de los hombros y sus manos se deslicen por encima de la clavícula.

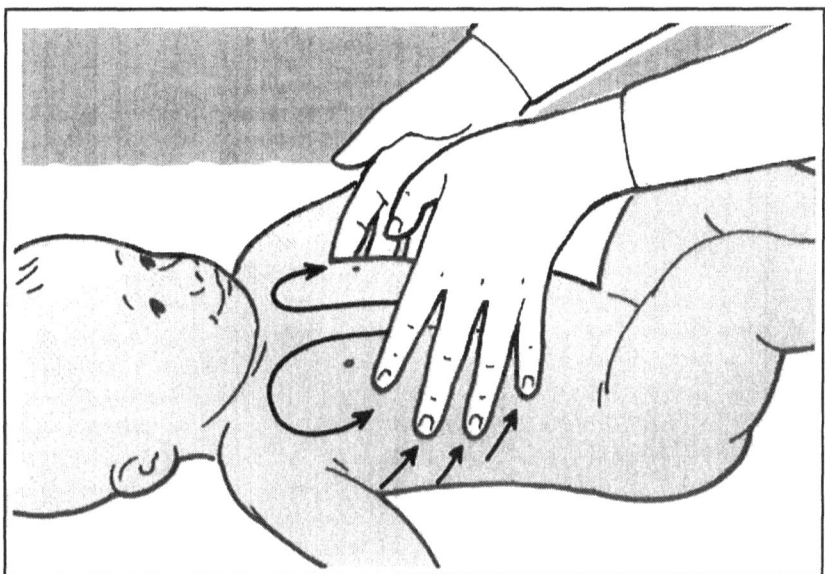

Figura 27

"EL PAJARITO"

Al igual que en la cometa, empiece el masaje encima del esternón. Después gire sus manos y llévelas por encima de la clavícula hacia los flancos (lados). Al llegar aquí abra los dedos y, con
los dedos abiertos, efectúe un rozamiento desde fuera a dentro,
entre las costillas del niño. La presión debe ser débil, por ello no
necesita tener en cuenta las fases de inspiración y espiración del
bebé.
  Repita el ejercicio **"La cometa"**.
  Caja de crema para las manos (ver pie).

CAPÍTULO 9

MASAJE DE LA ESPALDA

¡Cuán relajante resulta un masaje en la espalda! ¡Qué bienestar nos invade después de recibirlo! En su bebé el masaje de espalda producirá los mismos buenos efectos, pruébelo una vez.

Aplique aceite o loción sobre el culito del bebé, ya que dicha parte del cuerpo se incluye en el masaje.

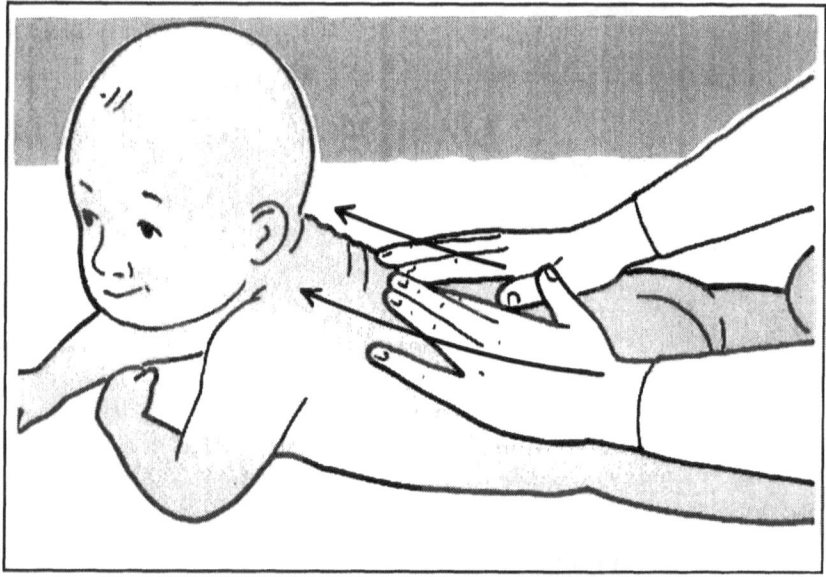

Figura 28

"ALISAR PAPEL"

El bebé debe estar tendido sobre el abdomen delante suyo con los piececitos dirigidos hacia Ud. Pase las manos suavemente por ambos lados de la columna vertebral, desde el culito avanzando hasta los hombros. A este fin imagine que quiere alisar un largo trozo de papel. Sus movimientos se irán haciendo paulatinamente más rápidos y la presión de las manos más intensa. Para este ejercicio, las manos deben adaptarse completamente a la espalda del bebé.

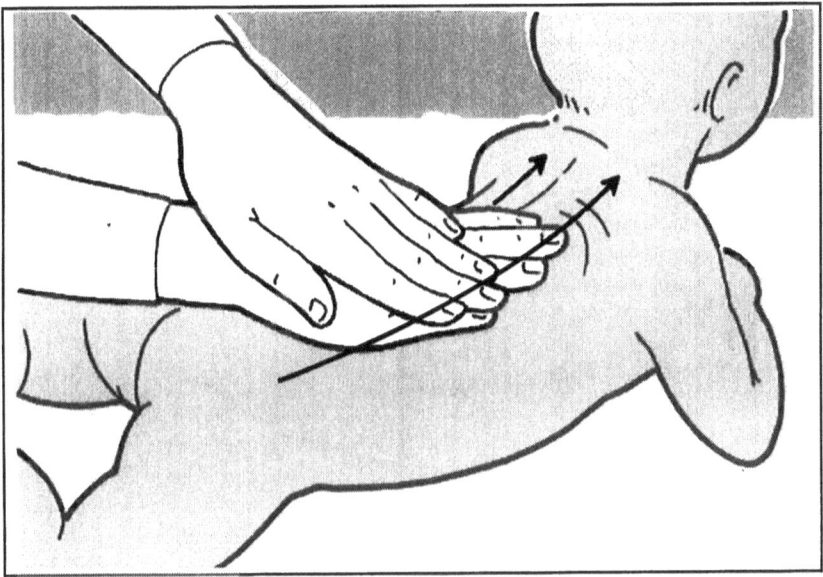

Figura 29

"PLANCHAR"

Este movimiento transcurre como en el ejercicio anterior. Colocamos las manos una encima de la otra. La de debajo soporta la carga de la de encima. Imagine que sus manos son una plancha para ropa. Páselas alternativamente por el lado derecho e izquierdo de la columna. Otra vez aplicaremos primero una presión débil y después la iremos intensificando.

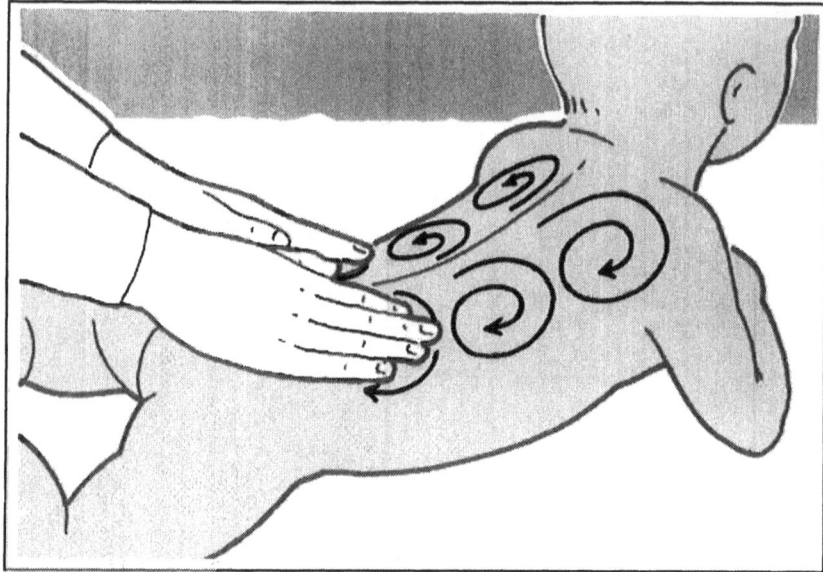

Figura 30

"CÍRCULOS"

En este caso describiremos círculos con las manos en cada uno de los lados de la espalda del bebé. Desde la columna vertebral hacia el exterior, describa círculos grandes primero y después pequeños. Al mismo tiempo vaya avanzando desde las nalgas hasta los hombros. Naturalmente, también puede realizar círculos sin cambiar de lugar, como prefiera el niño. Cuanto mayores sean estos círculos más planas deberán estar sus manos sobre la espalda del bebé. Cuando el tamaño de los círculos se vaya reduciendo, levante las palmas de las manos y trabaje con las puntas de los dedos. Con este masaje los tejidos del bebé se relajan y fortalecen al mismo tiempo.

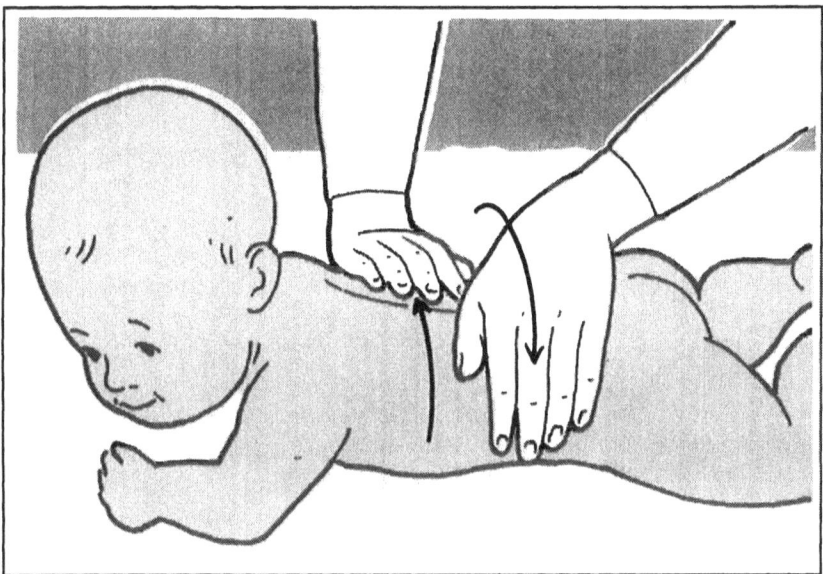

Figura 31

"MANO SOBRE MANO"

Coloque al niño transversalmente ante Ud. o vaya rodeando la mesa. Coloque una mano en el lado derecho y otra en el lado izquierdo de la espalda: deslice ambas manos transversalmente una contra la otra por encima de la espalda del niño. A la altura de la columna vertebral cruce las manos. Abarque los lados del cuerpo de modo que los dedos toquen la base de sustentación. También en este masaje puede trabajar toda la columna vertebral avanzando hacia arriba. Como siempre, puede empezar suave-mente –hasta que note que el niño se siente bien– y después rea-lizarlo de forma más rápida e intensiva. Este movimiento favorece la irrigación sanguínea.

Repita el ejercicio **"Alisar papel"** (ver pág. 60).

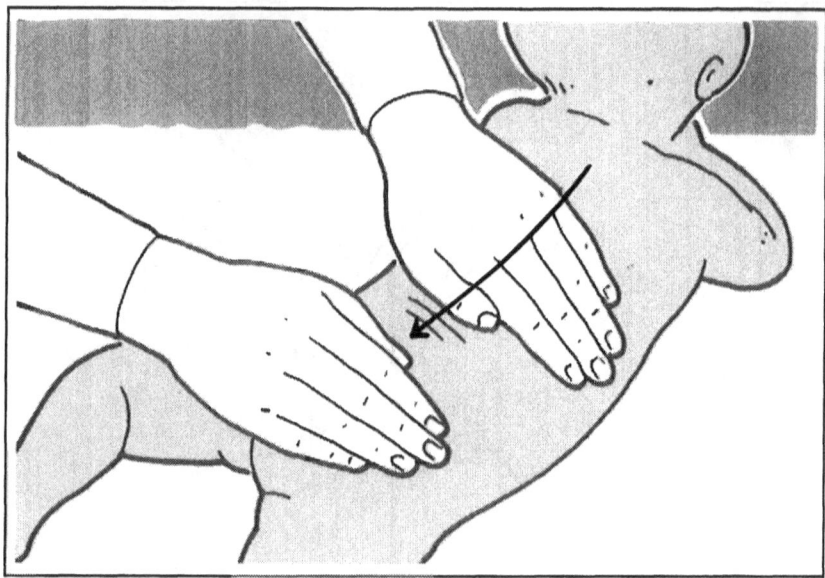

Figura 32

"EL OVILLO DE LANA"

Imagine que quiere comprimir una gran madeja de lana. Exactamente éste será el movimiento de este masaje, que substituye el clásico amasamiento. Coloque una de sus manos debajo de las nalgas del bebé, y con la otra trabajes desde los hombros. Sus dos manos comprimirán suavemente la piel y el tejido conjuntivo.

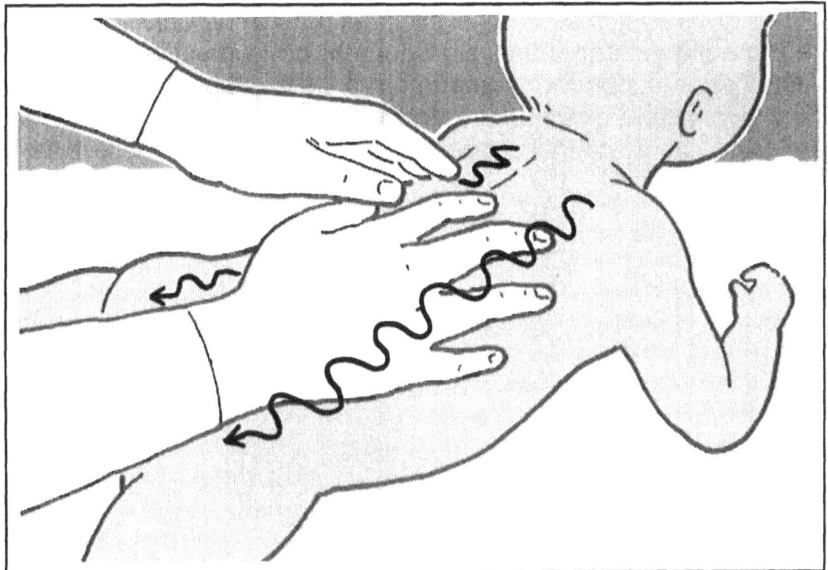

Figura 33

"EL RASTRILLO"

Coloque las puntas de los dedos de ambas manos en los hombros del bebé. Mantenga los dedos ligeramente arqueados. Ahora deslice los dedos por la espalda formando ligeras oscilaciones. Parece como si quisiera retirar con el rastrillo la hierba suelta o las hojas secas del césped.

Este rastrillado no debe efectuarse de forma completamente suave. A los bebés les gusta más que los dedos rastrillen con fuerza la espalda. Con el movimiento de oscilación producirá ud. al mismo tiempo –según la velocidad– un zarandeamiento. Pero por favor, tenga en cuenta que no debe arañar al bebé con las uñas. Lo mejor es dar el masaje con las uñas cortas.

Repita el ejercicio **"Alisar papel"** (ver pág. 60).

Por lo demás, si su bebé al iniciar el masaje no quiere quedar-
se tranquilo echado sobre el abdomen, no lo masajee. Algunos
niños deben acostumbrarse primero a los contactos en la espalda y al principio reaccionan muy vivamente. Pero en la mayoría
de los casos, un cariñoso masaje de espalda hace sus delicias.

CAPÍTULO 10

MASAJE TRANQUILIZADOR

Aquí encontrará ud. las indicaciones para tranquilizar a su bebé.*

A menudo el bebé llora sin que Ud. pueda adivinar la razón de ello. Primero aprenda a observar los detalles del llanto. Pronto podrá distinguir si el bebé llora porque está enfadado, porque siente hambre, o porque le duele algo.

Los niños saben ya desde muy pequeños cuándo no están solos y alguien cuida de ellos. Si éste no es el caso, el llanto suele ser de enfado. Los pueblos primitivos tienen una manera especial de tranquilizarlos en estos casos:

Déle unos golpecitos suaves al niño en las nalgas o en la parte de los genitales. Pruebe Ud. una vez, por ejemplo, cuando lo lleva en brazos, golpee sencillamente sobre el grueso pañal. El ritmo monótono justamente en esta región parece calmar al niño de forma manifiesta.

Naturalmente, sería mejor realiza un masaje siempre que haya tiempo para ello. Entonces, el niño nota la dedicación y la atención exclusiva. Con seguridad las frecuentes sesiones ya le han dado la experiencia suficiente para saber qué clase de masaje le gusta especialmente a su hijo. Puede empezar por esta zona preferida y eventualmente permanecer en ella.

(*) NOTA DEL AUTOR: Terapeutas de la Clínica Pediátrica de Dortmund informaron de buenas experiencias con mis técnicas. Obtuvieron éxito principalmente con niños hiperactivos (hipercinéticos).

Dé el masaje a su hijo con profusión. Háblele suave y cariño-
samente a menudo un tarareo o un murmullo también tranquili-
zan.

Si su bebé sufre, recuerde lo dicho en el capítulo del dolor de
barriga.

Intente con mucho cuidado dar un masaje de abdomen. Esto
afecta también a las molestias en otros órganos, la influencia positiva tiene lugar de órgano a órgano.

Si nota que el niño tiene fiebre, debe efectuar como máximo
rozamientos muy suaves. Cualquier otro movimiento que no haya
sido aprobado por un médico cargará excesivamente la circulación sanguínea.

Independientemente de casi todos los cuadros de enferme-
dad, casi siempre pueden efectuarse masajes de rostro y pies.

Por favor, tenga en cuenta que: para tranquilizar al bebé debe dar el masaje con suavidad y mucha tranquilidad en cualquier
caso, especialmente al efectuar los rozamientos. El masaje del
bebé en niños que sufren algún dolor debe tener la aprobación
del médico.

CAPÍTULO 11

MASAJE ACTIVADOR

No todos los bebés son vivaces. Con frecuencia se encuentran niños marcadamente pasivos. Casi siempre se muestran tranquilos y equilibrados, pero los padres se preocupan. La medicina ha verificado a menudo que estos niños son hipotónicos. Los hipotónicos son personas con una presión sanguínea baja. Tienen tendencia al sobrepeso, que favorece aún más su inactividad. Una disminución del tono muscular y del tejido conjuntivo conduce a la debilitación de este último. Para estos niños, una combinación de masaje y natación* para bebés representa una posibilidad óptima de activación.

■ ¿QUIERE REALIZAR UN MASAJE?

También en el caso de estos niños debe empezar con suavidad y después aumentar la intensidad. Pero debe vigilar las reacciones del bebé, si transmite malestar vuelva a realizar movimientos más suaves. Se recomienda encarecidamente a los padres de niños hipotónicos la realización del masaje. Es una valiosa medida para reforzar el tejido conjuntivo y la musculatura y para estimular la circulación sanguínea.

(*) Ahr, Babyschwimmen Trias, Stuttgart.

Recomendación:

Pruebe el masaje antes y después de la sesión de natación. Para muchos bebés resulta más efectivo realizarlo antes.

Después de la natación o el baño diarios, es muy conveniente, como preparación al masaje, realizar una fricción fría del pecho y la espalda. Sumerja una pequeña toalla en agua fría, exprímala, dóblela y frote con ella el pecho y la espalda del bebé. Es importante porque endurece. El niño será menos susceptible a las enfermedades y además la piel y el tejido conjuntivo adquieren mayor tirantez.

Después de la protesta inicial el niño se acostumbrará muy rápidamente al "trapo frío".

Para los niños pasivos quisiera proponer un movimiento adicional al masaje clásico.

"Amasamiento"

En este bebé, algo gordo, el amasamiento es muy sencillo porque es fácil coger suficiente tejido. Imagine que quiere amasar una bola de masa de pan. Trabaje al bebé con los mismos movimientos. Funciona especialmente bien en los muslos y en los brazos, pero también en la espalda. El amasamiento es un movimiento muy intenso, pero debe ser muy cuidadoso al realizarlo.

Pida a su pediatra que le indique un aceite que favorezca la irrigación sanguínea, eventualmente aceite de malva. Recuerde que debe cambiar el aceite en la cara.

Cuando quiera realizar un masaje completo es mejor que se guíe por el resumen. Combine también este masaje con ejercicios gimnásticos.

CAPÍTULO 12

RESUMEN

Cuando ya haya ensayado los masajes parciales descritos y tenga un poco de seguridad al aplicarlos, puede efectuar un masaje completo o total realizando todos los ejercicios uno tras otro.

Le recomiendo el compendio siguiente:

- **Salutación y contacto visual**
- **La cara**
- **Los pies**
- **Las piernas**
- **Los brazos**
- **El abdomen**
- **El tórax**
- **La espalda**

Naturalmente, también puede trabajar en una sucesión distinta cuando, por ejemplo, el bebé lo prefiera de otro modo. Pero es conveniente empezar con el contacto visual y los ejercicios cara a cara.

Cuando ya todo vaya bien, unte con crema o aceite toda la parte delantera del bebé. Empiece por los pies y vaya subiendo.

La cara del niño se unta en el transcurso de cada movimiento. A los bebés no les gusta que les pongan las manos en esta zona dos veces. En las páginas siguientes se describen otra vez todos los movimientos en forma abreviada. Si hay algo que no entiende consulte las descripciones detalladas.

Con seguridad para este masaje completo total necesitaremos más tiempo al principio. No se desanime si al principio trabaja un poco atropelladamente. Eventualmente puede excluir la espalda del primer masaje completo, de modo que sólo trabaje conjuntamente la parte delantera.

Segunda parte

CAPÍTULO 13

MASAJE COMPLETO Y TOTAL
Salutación – contacto visual

LA CARA

Figura 2

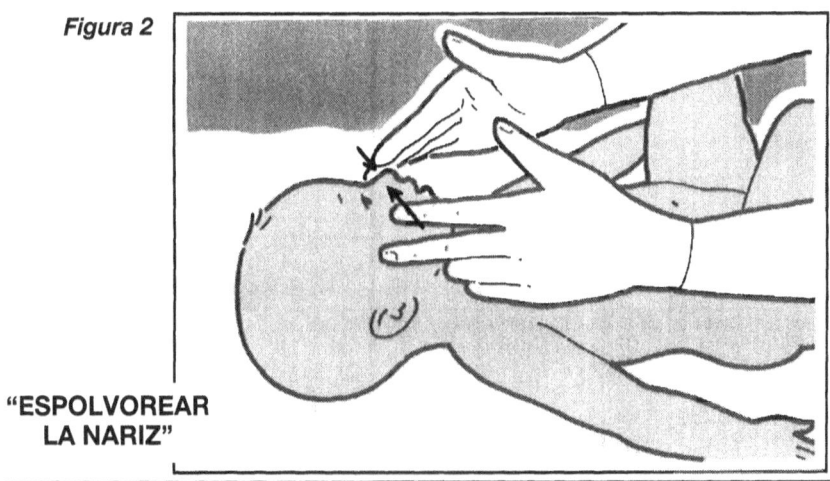

"ESPOLVOREAR LA NARIZ"

Dé unos toques ligeros en la nariz con los dedos índice.   *(ver pág. 23)*

Figura 3

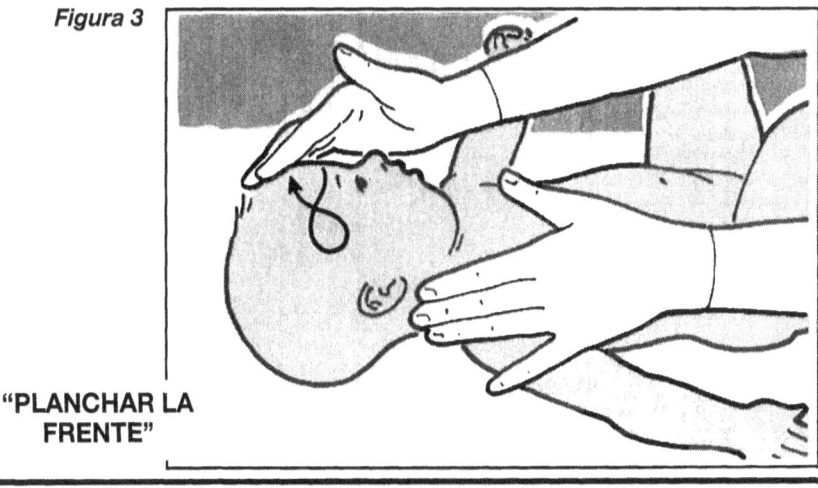

"PLANCHAR LA FRENTE"

Pase las manos planas en dirección a las sienes.   *(ver pág. 24)*

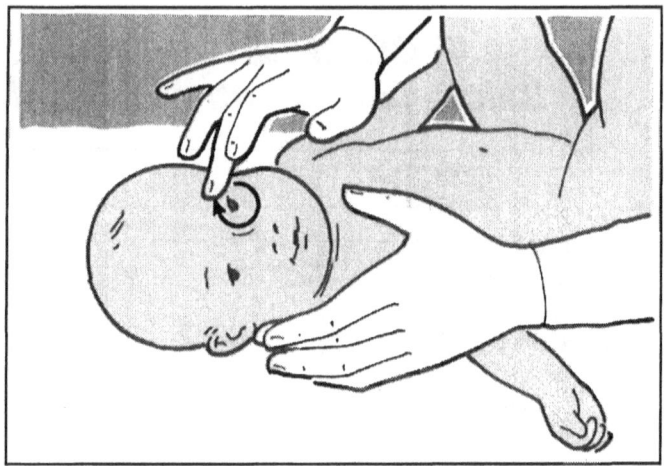

Figura 4

"ALREDEDOR DE LOS OJOS"

Rodee los cojos con las puntas de los dedos.   (ver pág. 25)

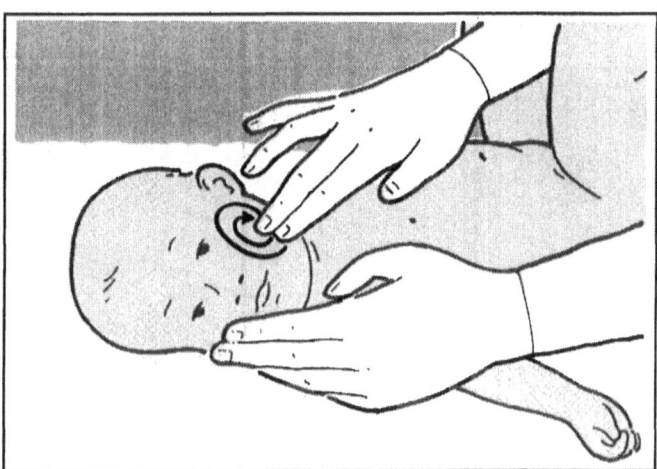

Figura 5

"ROSQUILLAS EN LAS MEJILLAS"

Describa círculos sobre la mejillas (grandes al principio y
cada vez más pequeños).   *(ver pág. 26)*

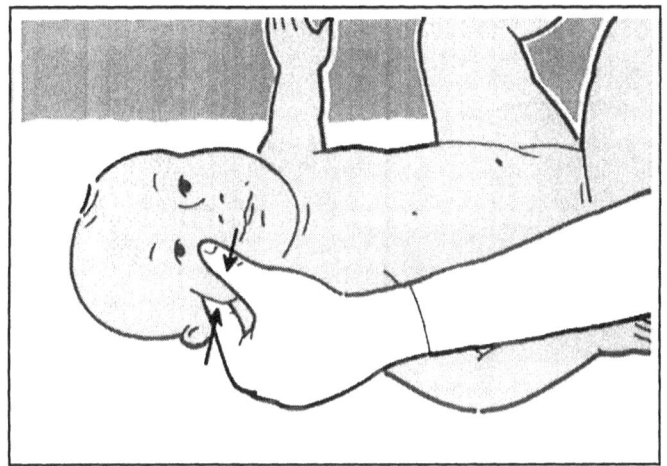

Figura 6

"MANDOLINA"

Pellizque la piel de las mejillas. *(ver pág. 27)*

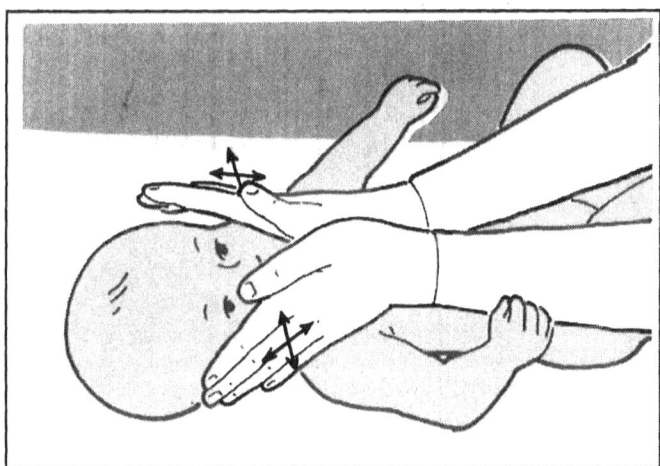

Figura 7

"BAMBOLEO"

Coloque las manos planas en las mejillas y zarandéelas. *(ver pág. 28)*

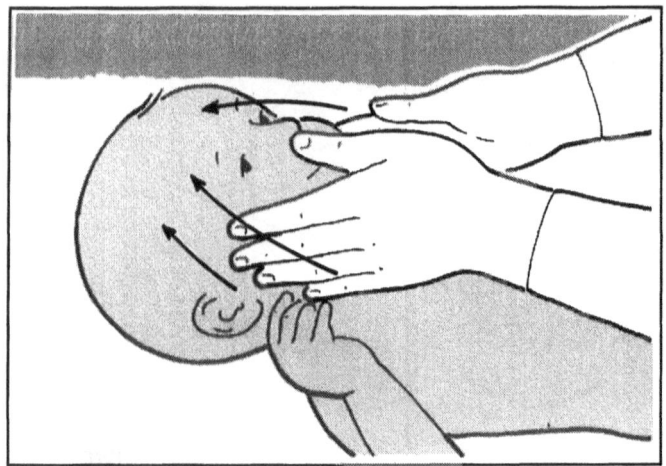

Figura 8

"LAVAR LA CARA"

Aquí se unta la cara.   *(ver pág. 29)*

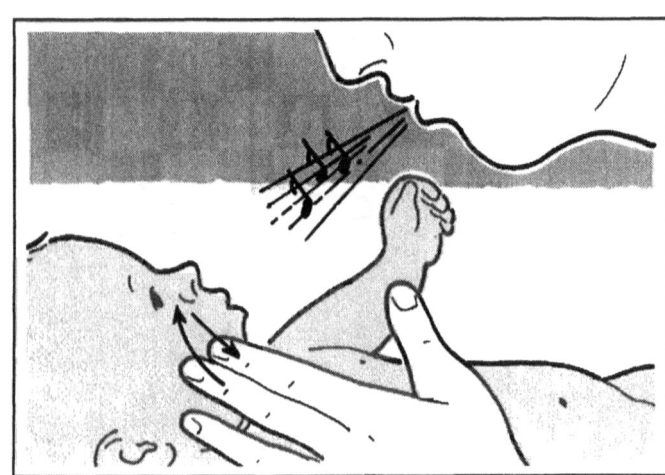

Figura 9

"SILBAR"

Intenta afilar la boca.   *(ver pág. 30)*

LOS PIES (Primero el pie derecho y después el izquierdo)

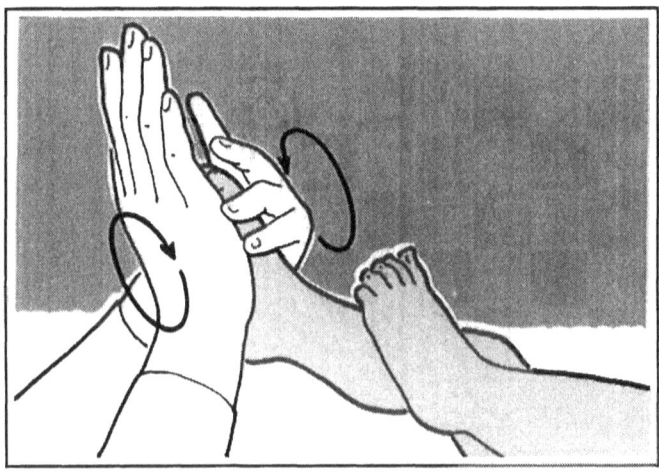

Figura 10

"CAJA DE CREMA"

Tome los pies entre las palmas de sus manos y gírelas
(como si abriera una tapa).

(ver pág. 33)

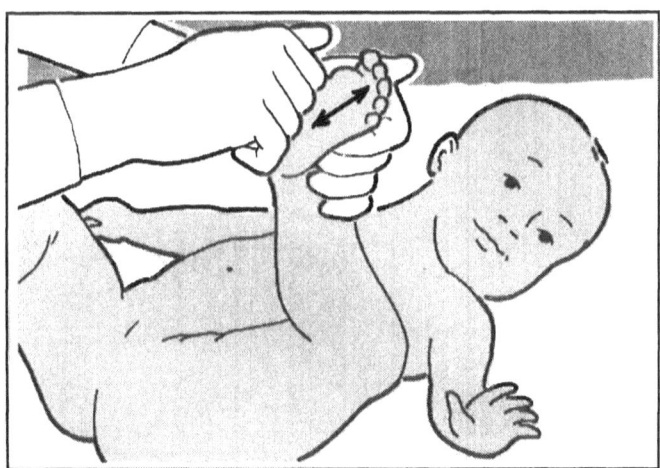

Figura 11

"NUDILLOS"

Frote las plantas de los pies del bebé con el puño y los nudillos.

(ver pág. 34)

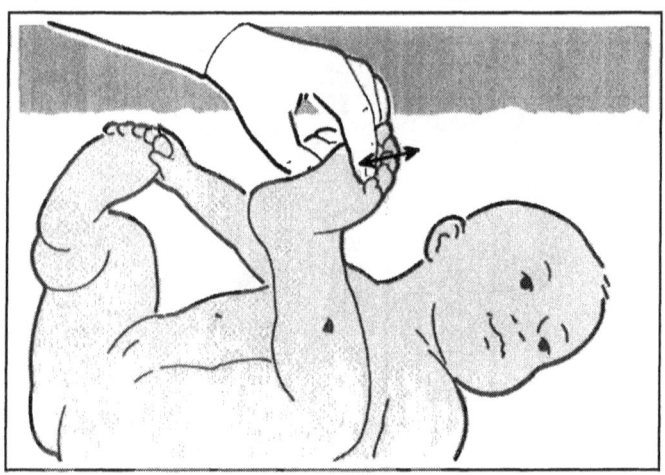

Figura 12

"JUEGO DE DEDOS"

Juegue con los dedos de los pies del bebé y déjese coger por éstos.

(ver pág. 35)

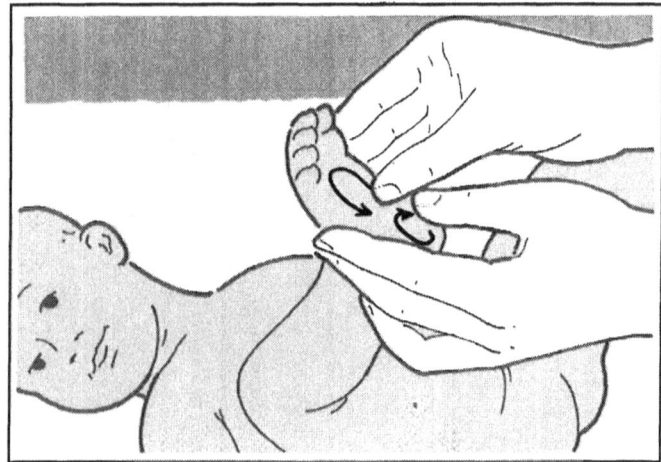

Figura 13

"ANILLOS EN EL PIE"

Trace anillos (círculos) en la planta del pie.   *(ver pág. 36)*

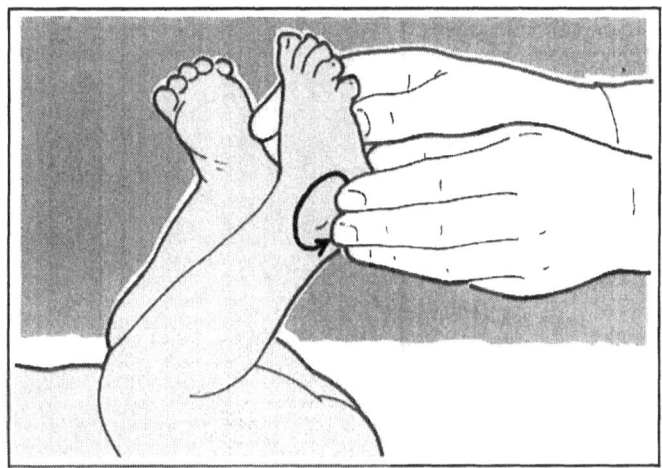

Figura 14

"ALREDEDOR DEL TOBILLO"

Rozamientos alrededor del tobillo interno y externo. *(ver pág. 37)*

"ALISAMIENTOS"

LAS PIERNAS Y LOS BRAZOS
Otra vez primero la derecha y después la izquierda

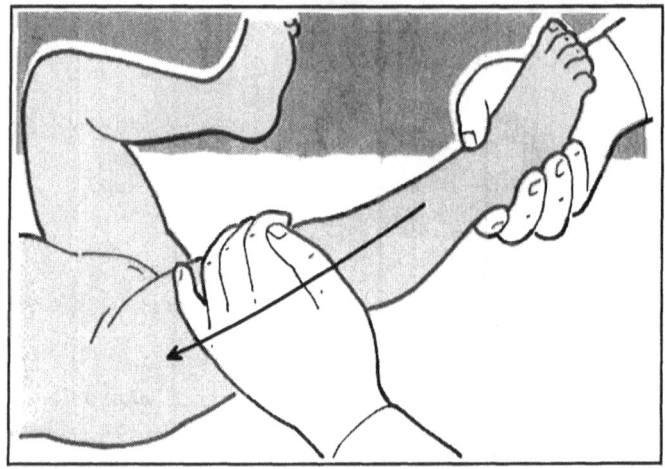

Figura 15

"ROCES"

Sobre y alrededor de toda la pierna (avanzando hacia el corazón).

(ver pág. 40)

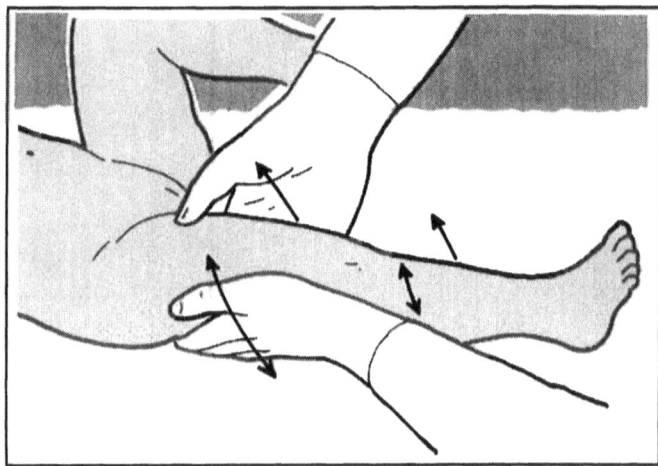

Figura 16

"ROTACIÓN"

Redondear la pantorrilla y el muslo.   (ver pág. 41)

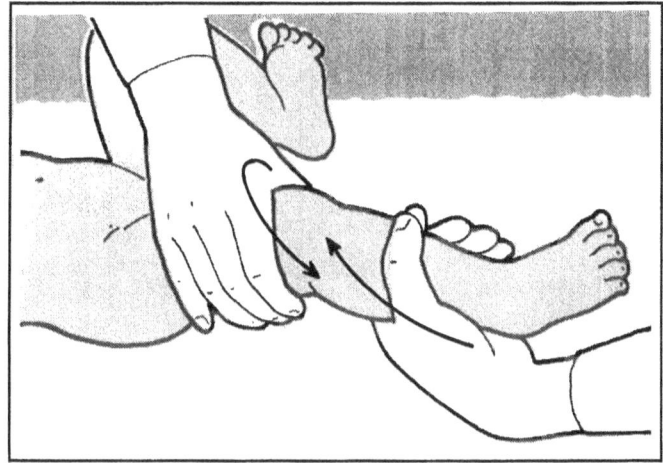

Figura 17

"ORDEÑO INDIO Y SUECO"

Coger la pierna con las manos y "exprimir" ligeramente.   *(ver pág. 42)*

En los brazos se repiten los tres últimos ejercicios descritos para las piernas, "Roces", "Rotación" y "Ordeño indio y sueco".

Empiece con el brazo derecho.

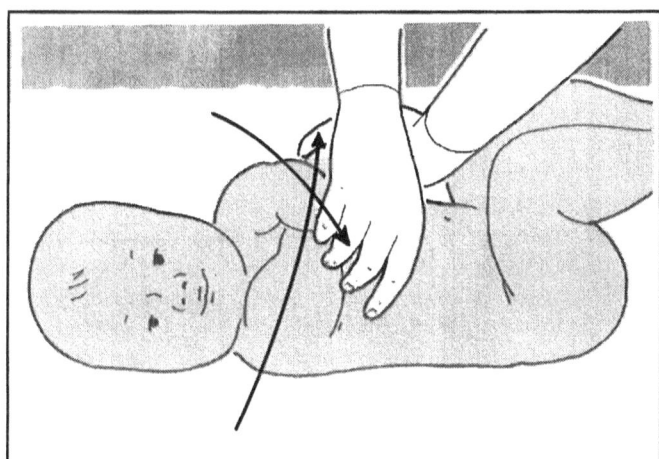

Figura 18

"EL PAQUETITO"

Cruce los brazos del bebé sobre el pecho.   *(ver pág. 43)*

EL ABDOMEN

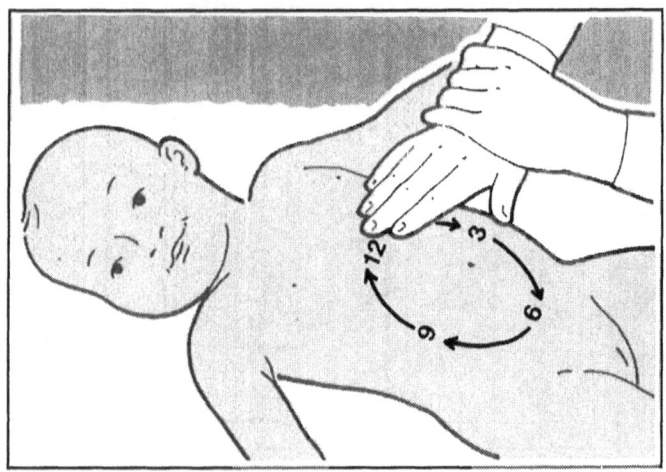

Figura 19

"EL RELOJ"

Efectúe un roce con las manos en el sentido de las agujas
del reloj y trace círculos.   *(ver pág. 47)*

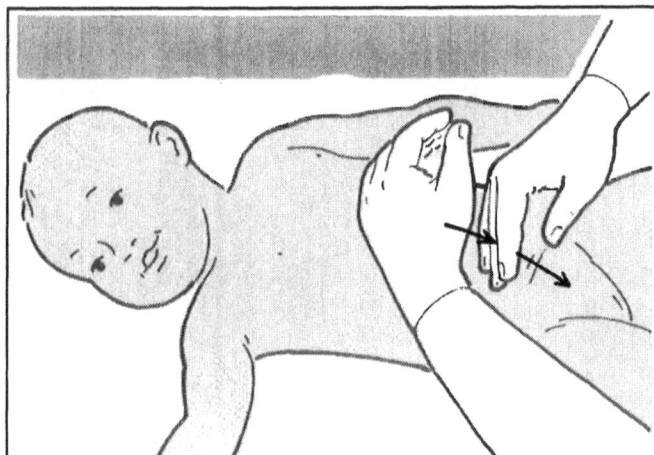

Figura 20

"LAS PALAS"

Baje las manos en forma de palas desde el ombligo.   *(ver pág. 48)*

"EL RELOJ" Repítalo.   *(ver pág. 47)*

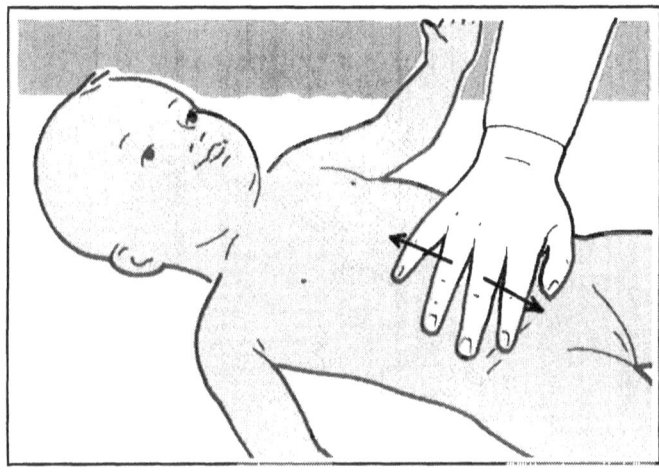

Figura 21

"EL PUDDING MOVEDIZO"

Coloque la mano plana sobre el vientre del bebé y zarandéelo.

(ver pág. 49)

"EL RELOJ" Repita este movimiento *(ver pág. 47)*

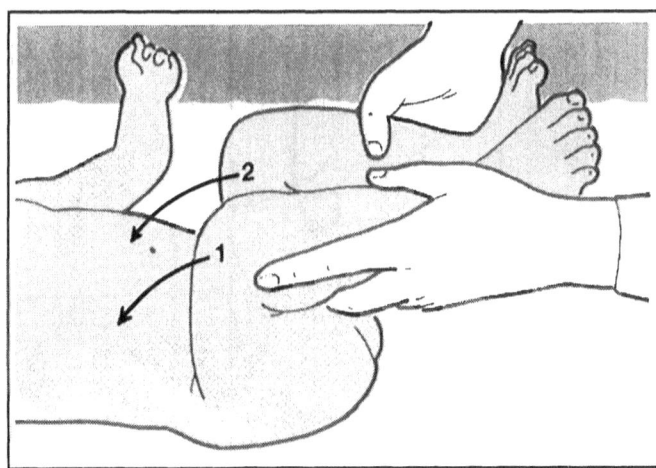

Figura 22

"PRESION ABDOMINAL"

Incline alternativamente las rodillas sobre el abdomen del bebé.

(ver pág. 50)

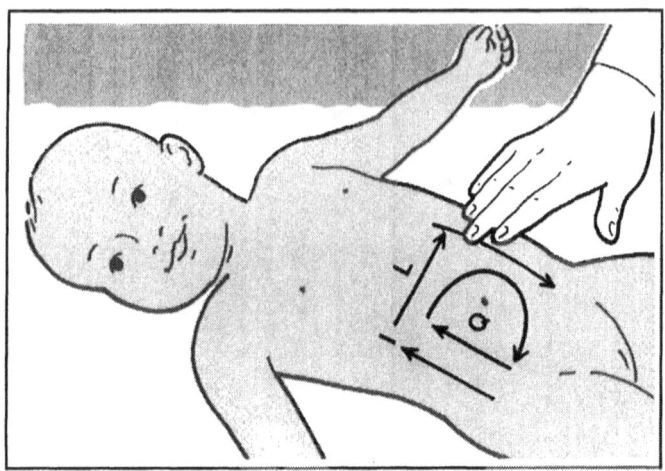

Figura 22 bis

"YO LO QUIERO"

En el sentido de las agujas del reloj, trace una gran I, después
una L (de cabeza para abajo) y finalmente una Q.   *(ver pág. 51)*

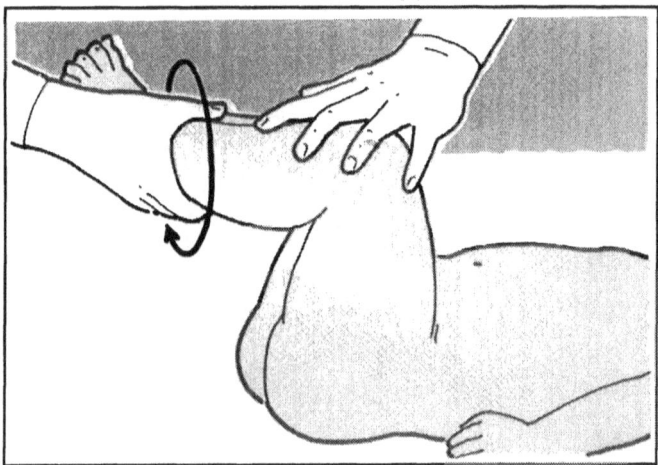

Figura 23

"EXPRIMIR EL ABDOMEN"

Doble y tire de las rodillas del bebé, zarandee las rodillas dobladas.
(ver pág. 52)

Repita todos los ejercicios 3 veces.

EL TÓRAX

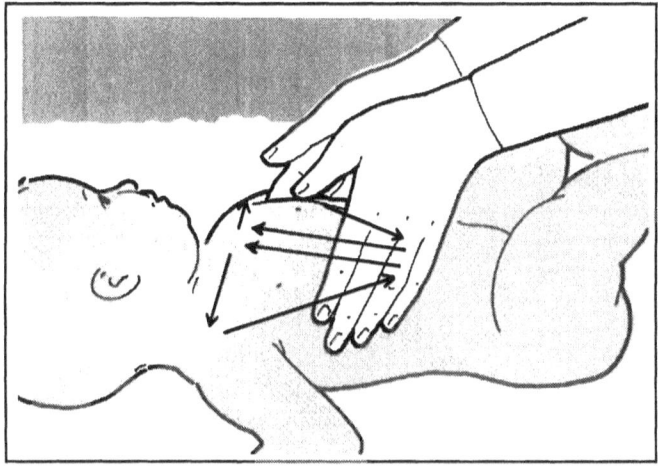

Figura 24

"COMETA"

Efectúe un roce subiendo por el centro del esternón y después regrese en línea recta hacia el exterior.

(ver pág. 54)

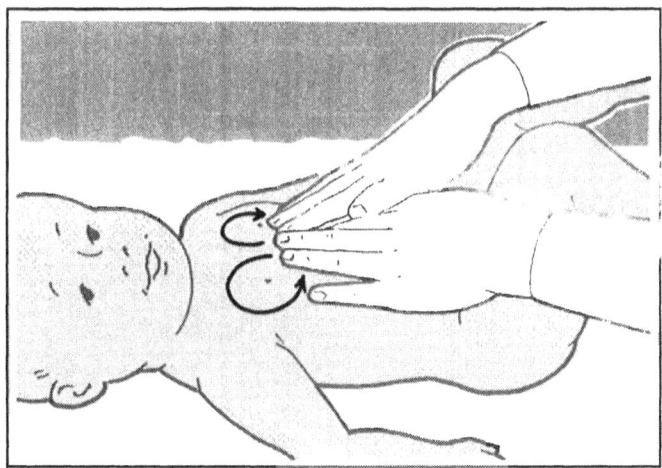

Figura 25

"EL CORAZÓN"

Describa círculos alrededor de las tetillas dibujando un corazón.

(ver pág. 55)

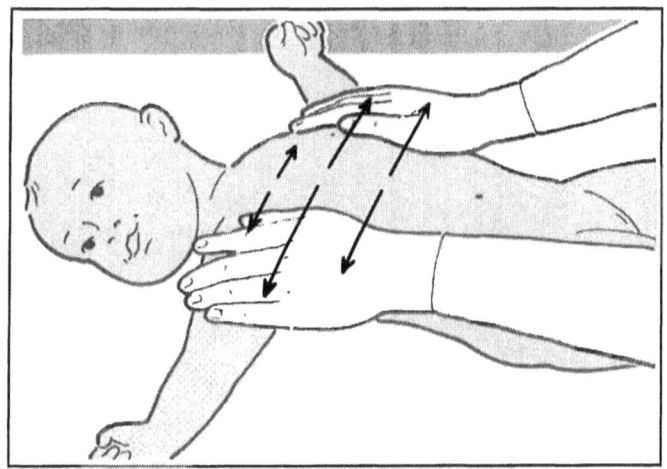

Figura 26

"EL LIBRO ANTIGUO"

Efectúe rozamientos desde el esternón hacia afuera.   *(ver pág. 56)*

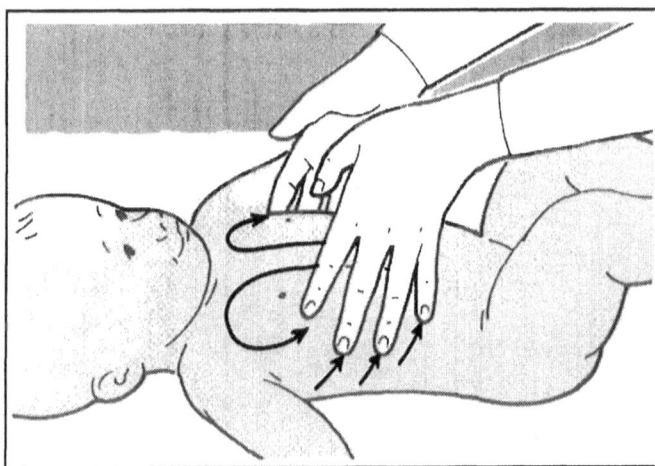

Figura 27

"EL PAJARITO"

Efectúe el mismo movimiento que en "la cometa" y
después trabaje con los dedos abiertos.   *(ver pág. 57)*

"COMETA" Repita este movimiento   *(ver pág. 54)*

LA ESPALDA

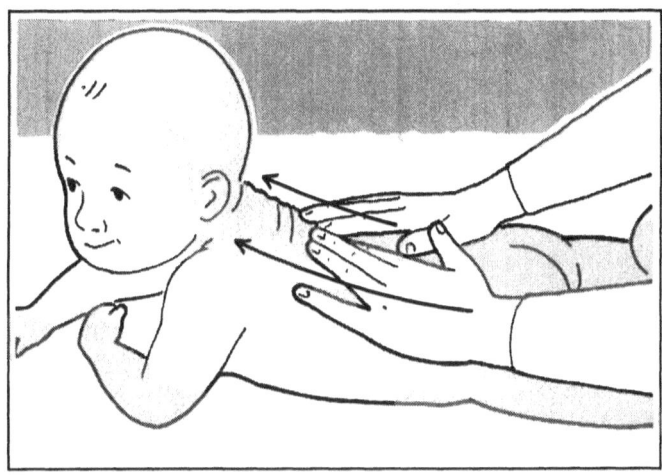

Figura 28

"ALISAR PAPEL"

Pase las manos por la espalda, primero con suavidad
y después con más fuerza.   *(ver pág. 60)*

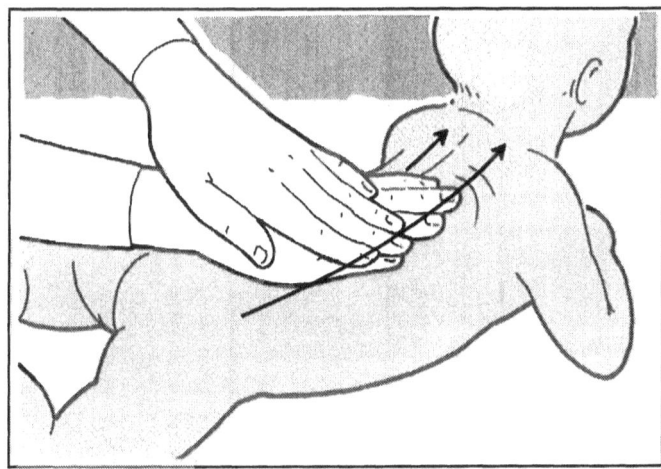

Figura 29

"PLANCHAR"

Realice roces con una mano encima de la otra.   *(ver pág. 61)*

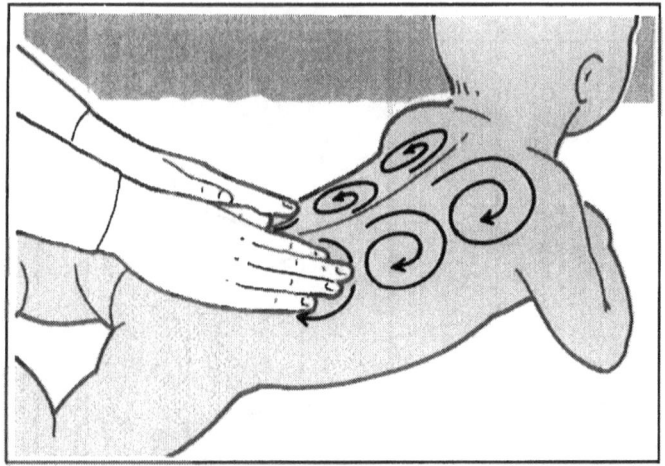

Figura 30

"CÍRCULOS"

Trace círculos sobre la espalda, grandes al principio y
después cada vez más pequeños.   *(ver pág. 62)*

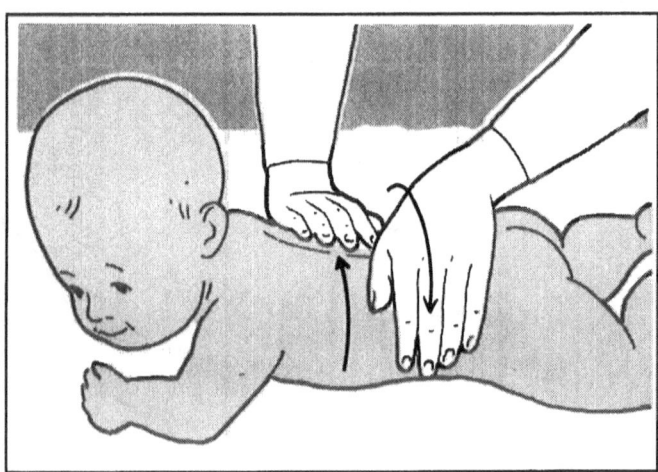

Figura 31

"MANO SOBRE MANO"

Masajee desde los lados (transversalmente hacia el
centro de la espalda).   *(ver pág.63)*

"ALISAR PAPEL" Repetir este movimiento.   *(ver pág. 60)*

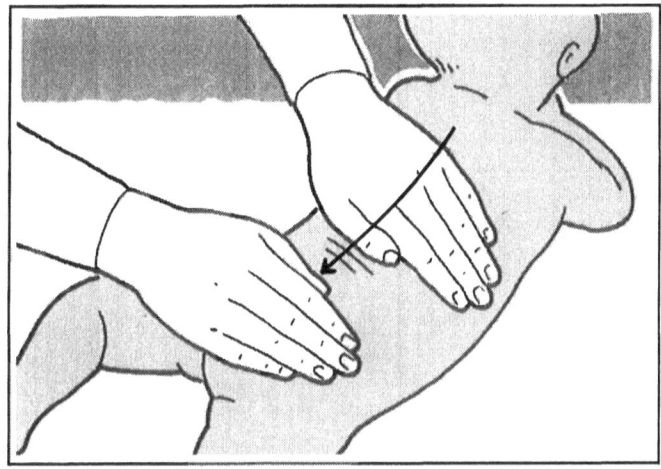

Figura 32

"EL OVILLO DE LANA"

Junte el tejido de la espalda. *(ver pág. 64)*

"ALISAR PAPEL" Repetir este movimiento. *(ver pág. 60)*

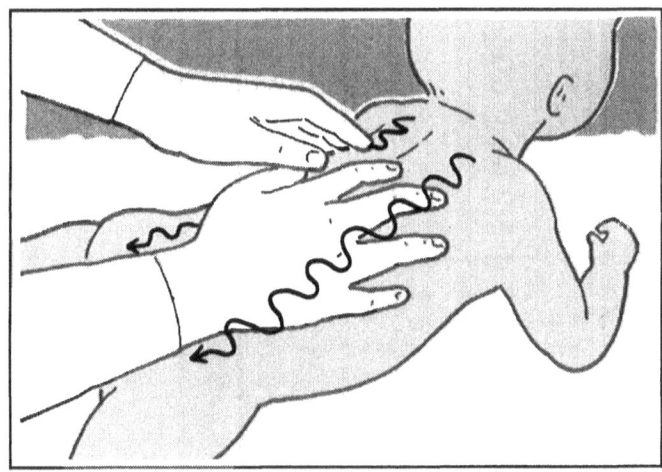

Figura 33

"EL RASTRILLO"

Rastrille con ambas manos desde los hombros hasta las nalgas.

(ver pág. 65)

www.ingramcontent.com/pod-product-compliance
Lightning Source LLC
Chambersburg PA
CBHW031237280526
45784CB00004B/1612